Cleuber Cristiano de Sousa

Psychomotricité dans les troubles du spectre autistique

Cleuber Cristiano de Sousa

Psychomotricité dans les troubles du spectre autistique

Le cognitif, l'émotionnel et le moteur

ScienciaScripts

Imprint
Any brand names and product names mentioned in this book are subject to trademark, brand or patent protection and are trademarks or registered trademarks of their respective holders. The use of brand names, product names, common names, trade names, product descriptions etc. even without a particular marking in this work is in no way to be construed to mean that such names may be regarded as unrestricted in respect of trademark and brand protection legislation and could thus be used by anyone.

Cover image: www.ingimage.com

This book is a translation from the original published under ISBN 978-620-2-80620-6.

Publisher:
Sciencia Scripts
is a trademark of
International Book Market Service Ltd., member of OmniScriptum Publishing Group
17 Meldrum Street, Beau Bassin 71504, Mauritius
Printed at: see last page
ISBN: 978-620-3-31558-5

PSYCHOMOTRICITÉ DANS LES TROUBLES DU SPECTRE AUTISTIQUE/AUTISME

Le cognitif, l'émotionnel et le moteur.

Cleuber Cristiano de Sousa
Psychomotricien

SOMMAIRE

PRÉSENTATION

Les activités motrices et psychomotrices sont des éléments essentiels pour réussir à orchestrer le Plan d'action séquentiel - PSA/Curriculum dans la capacité de jouer, socialement et motoriquement, dans la méthodologie d'intervention dans les troubles du spectre autistique (TEA). Lorsqu'il s'agit d'une activité physique qui suscite l'oralité (ordres ou échos ou tact), elle reste un stimulant positif secondaire (activité) dans l'exécution de l'intervention la plus efficace selon les études scientifiques de l'analyse comportementale appliquée - ABA. Le résultat de ce type d'activité s'explique par la compression des muscles et des articulations, ainsi que par le rythme respiratoire et cardiaque, tout en mettant l'accent sur la libération de l'hormone d'action (adrénaline et noradrénaline), préparant le corps à l'effort et à la lutte ou à la fuite. La sensation de décharge de plaisir peut fonctionner comme un mode d'*entrée* sensorielle. Une intervention de qualité motrice potentielle est l'utilisation de circuits, étant initialement un circuit unique et plus tard, rendant le circuit mixte, pour articuler la praxie fine et épaisse, avec des niveaux de complexité. Ainsi, la psychomotricité, en mettant en relation le cognitif, l'émotionnel et le moteur, est indispensable au développement des capacités des enfants, des adultes et des personnes âgées atteints de troubles du spectre autistique (299.00/F84.0).

L'orthodoxie des études positivistes et strictement comportementales a imposé une dualité entre le corps et l'esprit qui est authentiquement mesurable dans les pôles psychique et somato. La psychomotricité naît des relations entre les activités psychiques et motrices, de nature transdisciplinaire extrapolant leurs activités à la construction de réalités possibles à atteindre, afin d'accommoder les processus biologiques et mentaux.

En mettant en relation le champ des émotions (système limbique) et l'affectivité d'un univers symbolique avec les cinq sous-systèmes moteurs neurologiques (pyramidal, extrapyramidal, médullaire, réticulaire et cérébelleux), les représentations et les idées symboliques sont indissociables des activités motrices, qui ne sont plus comprises comme la matérialisation du psychisme.

L'orientation d'un sujet immergé dans la connaissance de soi et l'auto-évaluation impliqué dans la maximisation des relations sociales et engagé dans les objets de sa psyché permet la transversalisation du biologique, du physiologique et du psychique pour être immanent au corps comme médiation de l'être.

Ainsi, dans les études de psychomotricité, l'acte moteur humain est intégré dans les relations de médiation sociale du sujet dans sa réalité psychique. Dans ce travail, des efforts sont faits pour présenter cette réalité relationnelle, contribuant à l'obtention de résultats positifs concernant les interventions en psychomotricité tant dans les institutions que dans les cliniques.

Le développement psychomoteur est lié à la maturation du corps, et les composantes cognitives (cognition), les fonctions biologiques et l'affectivité ont le corps pour genèse.

Pour une analyse du fonctionnement et de l'intégration des systèmes qui sont dans le développement psychomoteur enchevêtré, il est nécessaire de comprendre les relations entre la stimulation, l'intégration et le système de réponse. Chaque système a des fonctions très spécifiques dans des phases d'évolution très importantes.

Le système de stimulation est chargé de recevoir les informations externes et internes par les organes responsables des sensations et de transmettre les messages au système d'intégration, qui est responsable du processus et du stockage ultérieur des informations qui contribueront à activer la planification, la mémoire et la conscience et d'autres composantes de la perception, étant le rôle du système de réponse l'extériorisation des informations et des messages traités et rendus opérationnels par l'action motrice.

Les principes du développement humain sont donnés par des étapes avec des spécificités et des caractéristiques qui définissent d'une manière particulière la périodisation de l'évolution de l'être. Pour Gesell (1998),

le cycle du développement humain est continu. Toute croissance est basée sur la croissance précédente. Le processus de développement est donc un mélange paradoxal de création et de perpétuation. (p. 27).

La verticalité dans la systématisation des sept facteurs qui contribuent à l'organisation globale de la psychomotricité fait référence à la tonicité qui se produit par le biais de l'acquisition neuromusculaire et de l'intégration des schémas moteurs antigravidiques. La période de perception de ces éléments se situe entre la naissance et l'âge de 12 mois de l'enfant. Ils sont de trois types : le soutien, le repos et la posture.

L'équilibre apparaît entre les 12 mois de l'enfant et l'offre de sécurité à l'âge de 2 ans et l'évolution des schémas de locomotion, qui se manifestent tous deux par l'acquisition d'une posture bipède. La latéralité apparaît de 2 à 3 ans, à travers les systèmes afférents, les perceptions diffuses, l'investissement émotionnel et l'intégration sensorielle.

La conscience du corps, les comportements d'imitation et leur perception respective apparaissent dès l'âge de 3 à 4 ans développés à travers le schéma et l'image du corps. C'est dans la conscience du corps lui-même, des attitudes et de la posture que se conçoit le développement du schéma corporel. La représentation mentale du corps par le sujet est ce qu'on appelle l'image corporelle.

La maîtrise du langage et la coordination spatiale et temporelle apparaissent entre 4 et 5 ans et se manifestent par une attention sélective appelée structuration spatio-temporelle dans le domaine corporel. C'est dans la perception intégrale de la praxis globale et se produisant par la coordination œil-main et pied-œil, l'inclusion du rythme et la planification de toute la coordination motrice que la perception apparaît entre 5 et 6 ans. La praxie fine, entre 6 et 7 ans, se produit dans la spécialisation hémisphérique, par la concentration et son organisation respective.

Le développement des activités et des méthodologies psychomotrices en tant que capacité ludique est plongé dans l'univers de la création du psychomotricien.

Dans cet article, trois compétences académiques de la psychomotricité relationnelle seront présentées : la motricité, le jeu et le langage.

Les marqueurs de mesurabilité seront : la durée, la fréquence et l'intensité et les intrants pourront être des matériaux adaptés à l'activité.

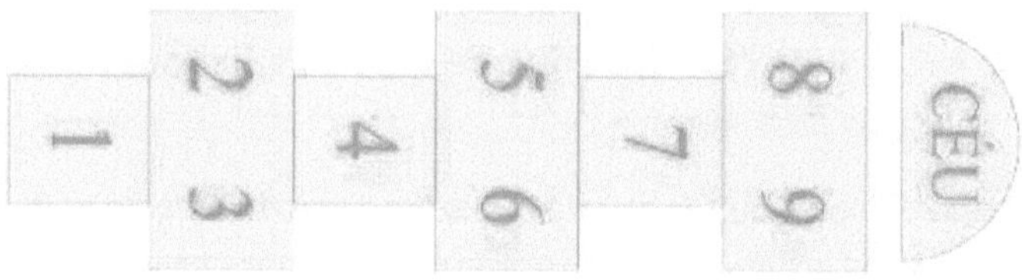

Fig 1 : École de santé en médecine psychosomatique - ESMP/2020

Point	Activité	Compétences	Fréquence	Intensité	Durée
1	Amarelinha	Jouer à	Indéfinie	Prenez	Indéfinie
2	Amarelinha	Moteur	2	Modéré	30 min
3	Amarelinha	Communication	2	Prenez	30 min
Entrées	Craie pour le dessin, poids et bloc-notes.				
Âge	5 à 7 ans				
HP	Schéma de l'équilibre moteur/coordination et du corps mince				
Description	Activité au cours de laquelle le sujet saute par-dessus une mise en page ou un dessin qui ne suit pas une forme géométrique linéaire. Le jeu/la pièce commence par le fait que l'enfant lance le poids (objet rectangulaire) dans l'espace de la région indiquée (1). Ensuite, il saute sur un pied (équilibre) sur les autres maisons/régions jusqu'à ce qu'il atteigne un espace circulaire appelé ciel, en respectant les lignes. En arrivant au "ciel", il saute avec deux pieds. La géométrie offrira à travers les traces la spatialité et la latéralité, ainsi que l'application. Le développement de la capacité à utiliser de petits muscles dans des mouvements percés et détaillés : dessiner, écrire, démonter, déboutonner et boutonner (attacher et détacher).				

[1] **compétences développées/psychomotrices**
Fig 2 : École de santé en médecine psychosomatique - ESMP/2020

La psychomotricité est chargée d'étudier les changements dans la relation entre l'individu et son univers social et les relations avec son cerveau social. Cet espace de mouvement est constitué d'éléments cognitifs, émotionnels, affectifs, culturels, etc. L'interdisciplinarité est responsable du dialogue entre les objets d'étude des disciplines les plus diverses et l'étude du développement psychomoteur est étroitement liée aux domaines de connaissance les plus divers, avec une grande valeur contributive. La proximité et l'articulation entre la psychomotricité et les disciplines telles que la philosophie, la biologie et autres ont un tel lien et franchissement que les frontières, les limites et les domaines deviennent impossibles à délimiter.

Jouer (jaune) dans le contexte des besoins de la Psychomotricité dans son domaine d'études d'investigation et de recherche qui permettent la compréhension des facteurs inhérents aux processus d'enseignement et d'apprentissage, ainsi que la compréhension des éléments qui entourent le sujet et permettent son positionnement comme être dans le monde et ses relations sociales avec l'autre (corps, esprit et relations sociales), du point de vue des composantes neuropsychomotrices et cognitives : mémoire, attention, pensée, perception, résolution de problèmes et raisonnement.

Ainsi, les études qui combinent également la psychologie du développement, la psychologie de l'apprentissage et la psychologie de l'éducation se rejoignent dans des études de grande valeur pour le contexte intra- et extra-scolaire de la psychomotricité. Les études de développement de Vygotsky ont leur référence dans la construction active, dans les relations établies avec l'environnement social, l'environnement qui se propose comme médiateur de cet individu dans son unicité et la relation avec ses pairs. Vygostsky (1978) affirme que pour étudier le développement des enfants, il faut commencer par une compréhension dialectique entre deux lignes radicalement différentes : la ligne biologique et la ligne culturelle. Pour bien étudier un tel processus, il est nécessaire de connaître ces deux composantes et les lois qui régissent leur imbrication à chaque étape du développement des enfants.

La formation des opérations motrices et mentales responsables des activités de comparaison, de division, d'ordre, de quantification, d'applicabilité, de préhension est essentielle à l'appropriation des caractéristiques humaines. L'interaction entre l'individu et le monde social est capable d'accélérer ou de retarder la formation de ces capacités, et l'absence de stimulus (comportementalisme social) nuit aux réactions physiques et biologiques qui incorporent cette construction cognitive. Plus on a accès aux objets et aux matériaux, plus les possibilités d'associations et donc d'expériences se multiplient, entraînant l'appropriation des significations et la résignation de ces objets et situations.

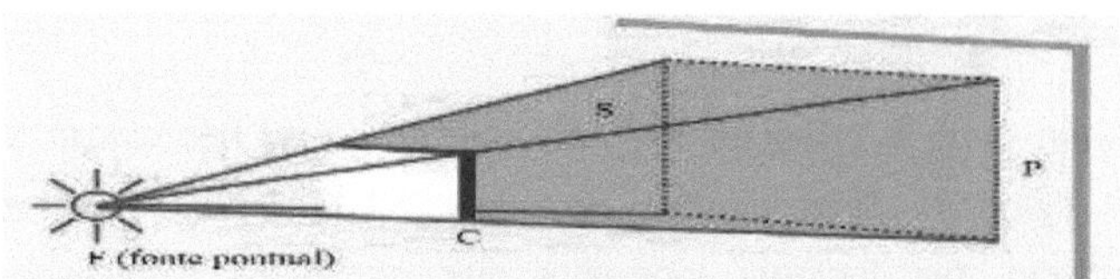

Fig 3 : École de santé en médecine psychosomatique - ESMP/2020

Point	Ombre	Pénombre	Lumière
1	Significations	A démissionné	Objets

École de santé en médecine psychosomatique - ESMP/2020

La psychomotricité dans les contextes éducatifs, institutionnels et cliniques en tant que processus d'analyse dialectique et dialogique est basée sur la pratique sociale. L'étude des phases de développement, d'apprentissage et de l'environnement scolaire permet une compréhension verticale et non seulement horizontale des relations imbriquées de ce faire qui, en plus d'être un moteur, est psychique, dans une relation inséparable. Les conceptions de l'homme et son rapport à l'environnement social contribuent à la compréhension de la constitution du sujet placé par rapport au social et au symbolique.

L'ensemble des intelligences multiples favorise une cartographie de leurs stimuli et de leurs motivations, de cette prise de conscience que le corps n'est plus perçu comme une extériorisation de la psyché. Le psychomotricien en possession de ces dispositifs théoriques-méthodologiques peut organiser et planifier des activités dans divers environnements (internes et externes) qui favoriseront l'interprétation de la réalité sociale à partir de situations quotidiennes concrètes.

La psychomotricité est un processus qui exploite les connaissances essentielles pour surmonter les difficultés et le développement de l'apprentissage, en ce qui concerne les pertes des composantes cognitives, motrices, psychiques et sociales.

La clinique dans le contexte de la psychomotricité est un processus constitutif de l'identité sociale et culturelle de l'homme. Les opérations mentales et les comportements sociaux sont liés, de sorte que l'éducation formelle peut être l'instrument transformateur de l'émancipation par rapport aux situations de dépassement.

Les conceptions du développement, avec leurs courants théoriques et leurs répercussions dans l'école, signalent les hypothèses sur le rôle des interactions des facteurs internes et externes. Les conceptions inatistes, environnementalistes et interactionnistes proposent une compréhension de la distance ou non du sujet par rapport à son objet de recherche proposé par le chercheur, qui est un enseignant. Les théories de la psychomotricité relient, transversalisent, articulent et permettent l'intervention nécessaire dans la clinique et l'institution.

À ce sujet, on peut donc dire que l'école n'est pas l'espace approprié pour l'identification, la classification ou le diagnostic d'un enfant qui présente des signes et des symptômes d'un trouble autistique. Mais il faut souligner que le fait que l'enseignant ne soit pas préparé à ce travail n'exclut pas le nombre important d'enfants autistes (légers et modérés) dans les unités scolaires.

La présentation de problèmes d'interaction sociale ou émotionnelle alternative, de graves problèmes pour maintenir des relations ou développer des activités d'engagement social, ainsi que la présentation de difficultés de communication non verbale, notamment gestuelle, vocale, posturale, l'anomalie des mouvements oculaires et des expressions faciales et la non-reconnaissance des expressions faciales comme des signes chez d'autres personnes sont des symptômes attribués aux troubles du spectre autistique / à l'autisme.

La vie en société permet l'appréhension et la planification, la direction et l'évaluation de votre action. Ce processus de formation de la construction identitaire, qui est organisé et auto-organisé par les limites culturelles et ses frontières, les erreurs sont essentielles pour y réfléchir et, en attendant, l'ajustement des comportements est possible.

La "correction" est un facteur important pour la compréhension, le stockage et la reproduction, mais dans la TEA/Autisme cette action se fait par répétition exhaustive et séquentielle, afin de renforcer les comportements souhaitables et de remplacer ceux qui sont indésirables. Lorsque le désir d'intégration se manifeste, l'altérité est perçue comme un besoin fondamental pour l'insertion de l'homme dans un environnement social. C'est à partir de cette référence que l'Analyse Appliquée du Comportement agit, à travers des méthodologies, sur les compétences académiques (sociales, motrices, ludiques, personnelles et linguistiques) dans un PSA/ programme d'études adapté et axé sur la motivation et la récompense, par le biais de renforts positifs.

Les activités cliniques menées par la simulation de l'environnement social fournissent les variables nécessaires à la formation de l'identité et à l'opérationnalisation de la conscience, qui est déjà formée. Cette conscience correspond à la nature capable de discerner entre les questions objectives et matérielles appartenant à la réalité sociale de l'individu et les éléments subjectifs du contexte de vie. Le travail est responsable de l'organisation de nombreux éléments et facteurs expérientiels qui provoquent des paradoxes, des contradictions et des coïncidences, contribuant aux contrepoints sociaux de la catégorie dialectique.

La psychomotricité est chargée d'étudier les changements dans la relation entre l'individu et son univers social et les relations avec son cerveau social. Cet espace de mouvement est constitué d'éléments cognitifs, émotionnels, affectifs, culturels, etc. L'interdisciplinarité est responsable du dialogue entre les objets d'étude des disciplines les plus diverses et la psychologie est étroitement liée aux domaines de connaissance les plus divers, avec une grande valeur contributive. La proximité et l'articulation entre la psychologie et des disciplines telles que la philosophie, la biologie et autres ont un tel lien et franchissement que les frontières, les limites et les domaines deviennent impossibles à délimiter.

Vygotsky a la référence dans la construction active, dans les relations établies avec l'environnement social, environnement qui se propose comme médiateur de cet individu dans sa singularité et la relation avec ses pairs. Vygotsky (1978) affirme également que pour étudier le développement des enfants, il faut commencer par une compréhension dialectique entre deux lignes radicalement différentes : la ligne biologique et la ligne culturelle. Pour bien étudier un tel processus, il est nécessaire de connaître ces deux composantes et les lois qui régissent leur imbrication à chaque étape du développement des enfants.

La formation des opérations motrices et mentales responsables des activités de comparaison, de division, d'ordre, de quantification, d'applicabilité, de préhension est essentielle à l'appropriation des caractéristiques humaines. L'interaction entre l'individu et le monde social est capable d'accélérer ou de retarder la formation de ces capacités, et l'absence de stimulus (comportementalisme social) nuit aux réactions physiques et biologiques qui incorporent cette construction cognitive. Plus on a accès aux objets et aux matériaux, plus les possibilités d'associations et donc d'expériences se multiplient, entraînant l'appropriation des significations et la résignation de ces objets et situations.

L'évolution perceptive et motrice, les fonctions intellectuelles, la sociabilité et l'affectivité de l'être humain, est l'objet de l'analyse du développement humain et c'est à travers elle que nous proposons la description de l'évolution de ces capacités, de son déroulement et de son implication sur la réponse sociale de l'individu dans ses situations quotidiennes les plus diverses.

Leontiev s'oppose aux opinions biologistes sur la nature et le développement de la psyché humaine. Leontiev affirme que pour apprendre des concepts, des généralisations, des connaissances, l'enfant doit former des actions mentales appropriées. Cela suppose que ces actions soient activement organisées. Au départ, elles prennent la forme d'actions externes que les adultes forment chez l'enfant et ce n'est que plus tard qu'elles se transforment en actions mentales internes.

L'appropriation active de l'expérience sociale de l'homme est ce qu'on appelle l'apprentissage. Les interactions et les horizons des attentes qui s'élargissent au cours des expériences sont responsables du réseau de significations et de résignations.

Ainsi, les études sur l'apprentissage visent à analyser la complexité du processus par lequel les multiples façons d'avoir une impression, de comprendre, de penser et les différents types de connaissances (philosophiques, théologiques, empiriques) sont appréhendés dans la société et appropriés par l'agent social. La connaissance et la reconnaissance de la nature sociale de l'apprentissage est une *condition sine qua non* pour comprendre ce processus. Les médiations sociales sont responsables de la formation des opérations cognitives, qui sont dans le processus de l'action de savoir.

Dans la clinique de psychomotricité, les relations sociales de l'enfant sont maximisées en ce qui concerne les difficultés, les troubles et les troubles d'apprentissage, puis une transformation significative est perçue dans la façon dont l'enfant pense, conçoit la réalité, traite les messages et effectue les opérations formelles déjà conçues. Les connaissances psychopédagogiques y contribuent dans la mesure où elles permettent une planification clinique plus précise, même si en classe, en tant que système ouvert, elles font l'objet d'interventions et qu'à partir de là, elles reviennent aux conditions initiales d'auto-organisation. La clinique est un espace qui favorise la compréhension des processus mentaux et sociaux de l'agent en action dans un monde non linéaire, non déterministe et non mécaniste.

Les termes de développement sont basés sur différentes conceptions de l'homme et de sa relation avec l'environnement social. L'explication de la réalité est le résultat de la vision du monde et de la détermination historique, culturelle et sociale d'un moment précis. La conception inactive est basée sur le développement spontané et l'environnement doit intervenir de manière sensible dans ce processus. Les valeurs, les croyances, les habitudes, la façon de penser, la conduite sociale et les réactions émotionnelles sont inhérentes à l'homme. L'origine est dans une position théologique et est également liée à la proposition évolutionniste de Darwin, à l'embryologie et à la génétique.

Le PSA/Curriculum doit assurer la psychomotricité (équilibre, latéralité, spatialité, localisation, gravité et application). Les actions quotidiennes (course, saut et étirement) sont réarrangées dans un but d'autorégulation, de calme, d'équilibre et de modulation de la fréquence respiratoire, en remplaçant les actions répétitives et ritualistes par des actions de réorganisation, la recherche de sensations physiques par la multimodalité. Si on présente à l'enfant un circuit jaunâtre, outre l'équilibrage et la spatialité pour l'ajustement des quadrants, le cerveau se concentrera sur le développement de l'activité par la précision, c'est-à-dire que les comportements perturbateurs seront réduits.

FORMULAIRE DE CONSULTATION PSYCHOMOTRICE INDIVIDUELLE

Concepts

SEQ	LES CAPACITÉS DE COORDINATION MOTRICE
01	Vous avez la maîtrise de votre image corporelle ;
02	Élabore des mouvements alternatifs ;
03	Élabore des mouvements synchronisés ;
04	Il développe des mouvements complémentaires des membres inférieurs ;
05	Il développe des mouvements complémentaires des membres supérieurs ;
06	Présente l'acquisition des mouvements latéraux (notion de latéralité) ;
07	Elle a une perception de la spatialité (notion spatiale) ;
08	Articuler spatialité (notion spatiale), latéralité (notion latérale) et temporalité (notion temporelle) ;
09	Il présente l'efficacité du régime des corps ;
10	A le contrôle de la coordination motrice globale (musculature large dans les mouvements complexes) ;
11	Utilise la coordination de la motricité fine correctement et de manière dynamique (petits muscles).
Total	
SEQ	**COMPÉTENCES SOCIALES**
12	Analyse, interprète et formule des situations sociales d'interaction et de réciprocité ;
13	Elle utilise différentes méthodes pour interagir et établir des relations dans des environnements connus et inconnus ;
14	Présente des réponses sociales altérées ;
15	Il est équilibré et garde son calme dans les situations inconstantes ;
16	Comprend et interprète les situations impliquant des questions sociales qui vous intéressent ;
17	Elle interprète et comprend les situations impliquant des questions sociales qui ne sont pas d'intérêt commun pour eux ;
18	Présente une fixation sur des sujets qui l'intéressent ;
19	Il est facile de changer de modèle d'intérêt ;
20	Organise et participe à des activités de groupe ;
21	Elle présente une approche sociale normale ;
22	A une participation et un intérêt à rejoindre un groupe ou à participer à des activités sociales.
Total	
SEQ	**LES CAPACITÉS D'AFFECTIVITÉ**

23	Il utilise des stratégies pour établir des relations et montrer de l'affection ;
24	Elle utilise différentes procédures pour extérioriser les sentiments généraux ;
25	Exprime des sentiments particuliers (famille, amis et personnel) ;
26	Il apprécie de recevoir des compliments ou de montrer son affection ;
27	Comprend et interprète des situations impliquant des problèmes affectifs et sociaux ;
28	Il développe l'affectivité de différentes méthodes (médias sociaux, lettres, musique, vidéos et autres genres) ;
29	Démontre socialement ses intentions affectives (exprime le sentiment en public) ;
30	Il présente la connaissance de soi et l'auto-évaluation (auto-affectivité) ;
31	Organiser des événements, des activités ou des interactions sociales qui consolident l'affectivité ;
32	Il est facile de partager des thèmes d'expression de vos émotions et de votre affection.
33	Il participe et s'intéresse aux célébrations collectives et fait l'expérience des réalisations du groupe.
Total	
SEQ	**COMPÉTENCES DE JEU**
34	Il présente l'équilibre lors d'activités ludiques et ludiques ;
35	Elle utilise différentes procédures pour atteindre les objectifs en faisant preuve de force et d'agilité ;
36	Il démontre l'organisation et exprime les résultats, en renforçant le leadership ;
37	Caractérise et valorise les questions d'équilibre et de conservation de l'environnement ;
38	Comprend et interprète des situations impliquant des questions sanitaires, biologiques, affectives et sociales ;
39	Il présente le contrôle de l'anxiété, en utilisant la systématisation et la segmentation (étapes/étapes) ;
40	Elaboration, exercice et démonstration de symboles, d'imagination et de fantaisie ;
41	Elle fait preuve de respect mutuel et de bonne sociabilité avec ses pairs et les groupes sociaux ;
42	Il présente l'articulation, l'organisation, la systématisation et la coopération, avec un exercice de solidarité ;
43	Il développe des activités qui démontrent les capacités de coordination motrice (globale et fine) ;
44	Il participe et s'intéresse à des activités ludiques, démontrant ainsi sa capacité de mémorisation.
Total	
SEQ	**COMPÉTENCES EN MATIÈRE DE SOINS PERSONNELS**
45	Il présente une autonomie dans l'hygiène personnelle (bain) ;
46	Elle présente une autonomie en matière d'hygiène personnelle (orale) ;

47	Organisez vos activités et utilisez en partie vos compétences en matière de soins personnels ;
48	Caractérise et valorise les questions de coopération et de soins corporels et d'hygiène ;
49	Comprend et interprète les situations impliquant la santé personnelle ;
50	Elle a une notion articulée de spatialité, de latéralité et de temporalité ;
51	L'autonomie est perçue lors de l'utilisation du bain (besoins physiologiques) ;
52	Il présente la conscience de l'hydratation, correspondant à l'acte de boire de l'eau quand on a soif ;
53	Utilise ses effets personnels de manière organisée et systématique ;
54	Vous avez besoin de coopération et d'aide pour l'utilisation de vos effets personnels ;
55	Auto-évalue et reconnaît la relation entre l'image et l'hygiène dans les soins personnels.
Total	
SEQ SEQ	**LA COMMUNICATION ET LES COMPÉTENCES LINGUISTIQUES**
56	Prenez l'habitude de la lecture verbale, non verbale et paraverbale avec aisance ;
57	Il a une bonne diction et une bonne intonation. Rédiger des textes cohérents et créatifs ;
58	Il a une bonne écriture et utilise la grammaire (orthographe correcte) ;
59	Elle utilise des mécanismes de sens et des relations d'utilisation textuelle (comparaison, substitution, gradation, etc.) ;
60	Utilisation de la contextualisation et des connaissances préalables ;
61	Il utilise les termes du dictionnaire et comprend les analogies et la façon de les utiliser ;
62	L'utilisation des foreignismes et leur utilisation contextualisée ;
63	Elle traduit et forme des relations de sens, se présente sous forme de prêts de langue ;
64	Exprime des idées, des expressions, des sentiments et de la plasticité dans les relations entre le texte et le cotexte ;
65	Il utilise des images et des relations de textes verbaux, non verbaux et paraverbaux ;
66	Elle fait appel à l'expressionnisme et aux formes artistiques et imagées ;
67	Il s'occupe de la mise en forme et des relations de forme et de contenu des textes ;
68	Propose et participe à des activités de production de textes et d'art individuel et collectif ;
69	Il fait preuve d'acuité, de prosélytisme, de ponctualité et d'assiduité dans ses productions et ses activités artistiques ;

70	Sociabilité et respect de la diversité artistique et culturelle des productions et de la diversité linguistique et textuelle ;
71	Il effectue une analyse critique et interprète les relations linguistiques ;
72	Elle systématise, organise et met en relation la diversité linguistique, textuelle et culturelle ;
73	Il propose des activités interdisciplinaires et transdisciplinaires.
Total	
SEQ	**COMPÉTENCES EN SCIENCES HUMAINES**
74	Il a une orientation spatiale et une temporalité de l'information ;
75	Elle utilise des techniques et des technologies dans différents contextes historiques et géographiques ;
76	Interprétation et analyse de la situation géographique et cartographique ;
77	A une analyse et une interprétation critique des textes et des informations
78	Il ordonne et systématise les dates, la situation géographique et les aspects politiques, sociaux, philosophiques et culturels ;
79	Il a des opinions et des idées bien fondées sur des sujets de nature diverse ;
80	Elle procède à une analyse critique et se positionne sur des questions historiques et sociales ;
81	Il comprend des thèmes, des théories et des définitions de moments historiques et sociaux ;
82	Il est curieux, il fait des recherches et il enquête ;
83	Elle sait respecter la diversité culturelle, religieuse et politique ;
84	Assistez cordialement à la prochaine ;
85	Il est solidaire et empathique dans les situations quotidiennes ;
86	Il est attentif, se soucie et interagit dans les situations les plus diverses ;
87	A la volonté de coopérer avec le groupe et l'esprit d'équipe ;
88	Se présente à divers types d'activités même si elle ne présente pas d'intérêt particulier
Total	
SEQ	**DES COMPÉTENCES EN SCIENCES NATURELLES ET EN MATHÉMATIQUES**
89	Résoudre des problèmes complexes de manière simple ;
90	Elle utilise différentes méthodologies pour arriver à des résultats communs ;
91	Elle utilise la dialectique (déconstruction et reconstruction) de manière rationnelle ;
92	Elle définit des normes de conservation et de préservation socio-environnementale ;
93	Rationnellement, elle met en relation des questions universelles de philosophie et de sociologie ;
94	Il agit de manière sensible et logique sur des sujets qui ne sont pas accessibles au groupe ;
95	C'est réfléchi et rationnellement logique ;

96	Elle articule ses prémisses dans le contexte particulier des discussions de groupe ;
96	Elle est fidèle à ses idéaux de manière équilibrée et rationnelle ;
98	Participe à de multiples activités sans perdre son intégrité et sa raison.
99	Il permet des insertions logiques à des thèmes symboliques ;
100	Elle a une réactivité logique.
Total	
Comptage	

École de santé en médecine psychosomatique - ESMP/2020

L'élaboration d'un programme PSA / HP/M - Psychomotricité/Mouvement permet l'orientation, la spatialité, la latéralité et l'équilibre (praxie fine et épaisse). Outre cette capacité, le comportement qui s'étend aux domaines cognitif, émotionnel et moteur, doit être lié à l'opérationnalisation des composantes cognitives. Le langage, la mémoire, l'attention, la pensée, le raisonnement et la résolution de problèmes. L'attention est un élément indispensable pour mener à bien des activités qui exigent de la précision. En s'efforçant de tenir compte de cette exigence, il y aura une diminution des actions répétitives et ritualistes.

Les activités adaptées doivent correspondre à la proposition des activités de l'Analyse Appliquée du Comportement - ABA, à son Plan d'Action Séquentiel, au Programme d'études et aux méthodologies, ainsi qu'aux compétences qui seront développées séquentiellement selon la planification, qui doit être élaborée avec la participation effective de la famille. Les comportements perturbateurs nuisent à la concentration et, dans des cas très spécifiques de stéréotypes d'automutilation, constituent toujours un risque pour l'intégrité physique de l'enfant. Les activités sportives adaptées et planifiées dans les activités de l'ABA proposent un comportement qui remplace les intérêts circonscrits qui exigent des stéréotypes. Les changements de quart de travail ou de segments d'activité du circuit développé ou même de l'exercice proposé doivent tenir compte des critères de diagnostic B2 et B3 (Insistance sur les intérêts identiques et fixes/DSM 5 (2013), qui insèrent les intérêts restreints, l'anomalie et l'intensité et la concentration, ainsi que l'adhésion inflexible et les routines et modèles ritualisés de comportement verbal.

Le modelage est alors nécessaire pour surmonter les situations proposées qui sortiraient l'enfant de sa zone de confort, mais qui pourraient le conduire à la peur et à l'irritabilité, par l'adhésion et des schémas de pensée rigides. Ces émotions et sentiments doivent être orchestrés par l'applicateur, avant de proposer l'opérationnalisation de l'activité, en planifiant les comportements possibles qui résulteraient de l'anxiété, du stress et de l'irritabilité par cet attachement à des comportements répétitifs, circonscrits et persévérants.

L'analyse du comportement appliquée aux troubles du spectre autistique a pour objet d'insérer des méthodologies (EI/CV/TRD/TTD) visant à diversifier le répertoire comportemental de l'enfant, par le développement de ses compétences scolaires, personnelles, sociales, langagières et motrices. Les critères de diagnostic B4 pour les troubles du spectre autistique / TEA / autisme, par le DSM 5 (2013), présentent pour l'hyper ou l'hyperréactivité, des stimuli sensoriels ou un intérêt inhabituel pour les aspects sensoriels et une réaction contraire aux sons ou aux textures. Ces comportements sont liés à l'imprécision dans le décodage des stimuli sensoriels. L'évaluation fonctionnelle peut fournir un guide sûr pour planifier la désensibilisation ou l'intégration sensorielle afin de réguler l'organisme. Plusieurs activités avec des stimuli différents peuvent être présentées et les défauts et les lacunes d'imprécision peuvent être vérifiés à partir du contact qui doit ensuite être lié aux activités en termes de désensibilisation et d'intégration sensorielle.

Point	Textures	Les stimuli sensoriels
1	Compression	Lycra, serviette, casquette d'hydrothérapie, gilet, chemise de compression.
2	Aspersion	Papier de verre, éponge et polisseur, texture rugueuse d'un mur ou d'une corde et coquillages.
3	Douceur	Tissu doux, coton, couverture, peluche, cheveux de poupée.
4	Luminosité	Jouets lumineux, lampes, lustres, lanternes, feux de circulation.
5	Gélatines	Pâtes, gelée autocollante, cube gélatineux, bave.
6	Bristles	Brosse, brosse à dents, pinceau, plumeau, plumeau, tapis avec des poils.
7	Proprioceptive	Lit élastique, disque proprioceptif gonflable, balle proprioceptive, piscine à balles, riz, haricots, pâtes. Activités impliquant un poste et une candidature. Activités de multimodalité.

École de santé en médecine psychosomatique - ESMP/2020

LE DIAGNOSTIC PSYCHOPÉDAGOGIQUE/PSYCHOPATHOLOGIQUE

Le diagnostic psycho-pédagogique des troubles du spectre autistique - TEA, l'analyse est basée sur l'observation, l'explication et l'association avec l'environnement, le comportement et l'apprentissage, comme un processus d'articulation systématique des activités de l'enfant. L'association a pour paramètres les critères établis dans le Manuel diagnostique et statistique des troubles mentaux - DSM 5 (APA, 2013).

Les signes et symptômes de l'autisme devraient apparaître dans les premières années de la vie, compromettant à la fois leurs aptitudes sociales, linguistiques et motrices. Ces capacités sont liées à vos compétences cognitives : langage, pensée, perception, mémoire, raisonnement. Ainsi, comme il s'agit d'un trouble neurobiologique qui compromet le cortex préfrontal, il est important de souligner que cette zone est mature après environ 25 ans.

La capacité de cet enfant à établir des relations avec l'environnement sera gravement compromise et c'est à partir de cette association entre l'environnement, le comportement humain et l'apprentissage que les activités d'intervention seront appliquées. Il est important, à ce stade, de comprendre la portée du nom du spectre. Il y a un effet de parapluie dans la constitution sémantique de ce mot, atteignant en élargissant la classification F.84 à F.84.9/CID 10 (Artmed, 2013).

Il est important d'observer les critères de diagnostic présents dans les troubles du neurodéveloppement (299.00/F84.0) avec des déficits qui sont persistants dans divers contextes présents dans les médias et l'interaction, avec des dommages moteurs.

RÉCIPROCITÉ SOCIOEMOTIONNEL	COMPORTEMENT COMMUNICATIF	COMPRÉHENSION DES RELATIONS
Approche sociale anormale	Dommages à la communication non verbale	Déficit d'adaptation aux contextes sociaux
Réponses sociales endommagées	Variation du déficit de communication verbale et non verbale mal intégrée à l'anomalie	Dommage que l'on partage des blagues imaginaires
Partage réduit des intérêts, des émotions ou de l'affection	Déficit dans la compréhension des gestes et des expressions du visage	Le désintérêt pour les pairs et l'enturnement
Critères de diagnostic A1	Critères de diagnostic A2	A3 critères de diagnostic

Source : Association brésilienne de médecine psychosomatique -

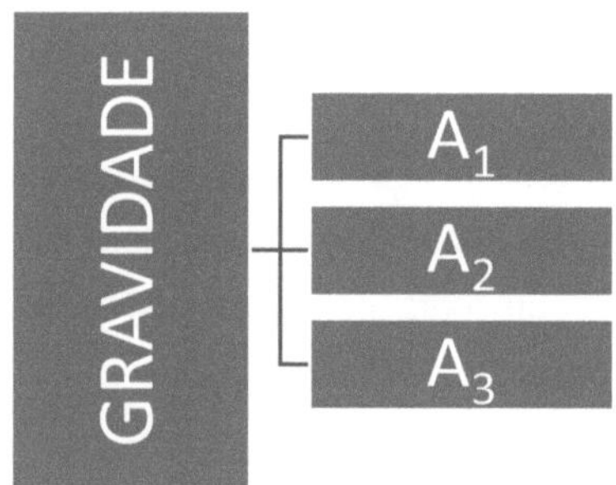

Source : Association brésilienne de médecine psychosomatique -

MOUVEMENTS MOTEURS	INSISTANCE EN MESSIE	INTÉRÊTS FIXE	HIPER OU L'HYPORRÉACTIVITÉ
Utilisation inappropriée d'objets	Un respect constant des routines	Intérêts restreints	Stimulations sensorielles ou intérêt inhabituel pour les aspects sensoriels
Discours stéréotypés ou répétitifs, écholalie et phrases idiosyncrasiques	Des modèles de comportement verbal ritualisés	Anormalité, intensité et concentration	Indifférence apparente à la douleur/température, réaction contraire aux sons ou aux textures
Stéréotype du moteur simple, alignant les jouets ou faisant tourner les objets	Des normes de pensée strictes et la consommation quotidienne de la même nourriture	Attachement à des objets inhabituels, à des intérêts circonscrits ou persévérants	Fascination visuelle par la lumière ou le mouvement
Critères diagnostics B1	Critères Diagnostic B2	Critères Diagnostic B3	Critères Diagnostic B4

Source : Association brésilienne de médecine psychosomatique -

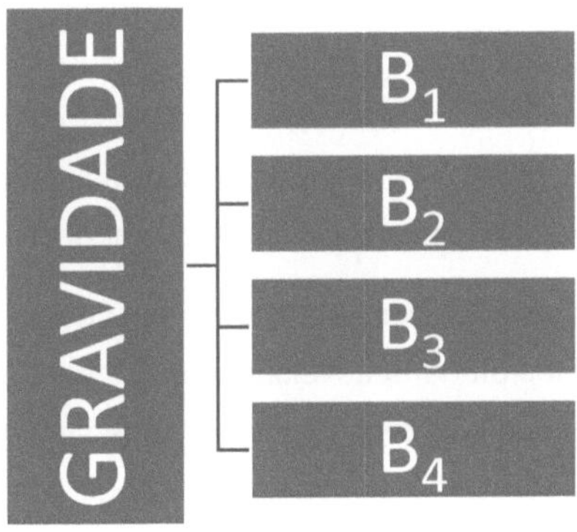

Source : Association brésilienne de médecine psychosomatique -

Le mot "spectre" indique que lorsque nous parlons du trouble autistique, nous voulons dire qu'il existe différents degrés ou niveaux de ce trouble pour chaque enfant. En d'autres termes, les enfants diagnostiqués autistes peuvent présenter des difficultés plus ou moins importantes selon le degré du trouble manifesté. Le DSM-5 prévoit trois niveaux de déficience (niveaux 1, 2 et 3). Le niveau 1 est le niveau de moindre compromis et le niveau 3 est le niveau des signes les plus graves.

Les symptômes se manifestent tôt	Dommages cliniquement significatifs au fonctionnement social et professionnel.	Précisez : avec ou sans déficience intellectuelle concomitante, avec ou sans déficience linguistique concomitante, avec catatonie.
Critères de diagnostic C	Critères de diagnostic D	Critères de diagnostic E

Source : Association brésilienne de médecine psychosomatique -

C'est sur l'étiopathogénie que repose le diagnostic nosologique des troubles du spectre autistique, qui est un domaine de classification des troubles, à caractère explicatif. Dans la nosographie, ce qui est présenté est un exposé écrit, une description des maladies, avec une orientation spécifique vers un diagnostic précis et des interventions/interventions pour un traitement efficace.

On sait que cliniquement, les altérations physiologiques du langage ne se limitent pas aux aspects biologiques du neurodéveloppement, mais c'est à partir de ces limites que nous exprimerons nos considérations fondamentales sur la relation entre le langage et l'apprentissage. Les pertes dans l'acquisition du langage et la façon dont cela affecte le développement scolaire ont des causes multifactorielles, mais les facteurs neurologiques sont la référence pour le diagnostic et les interventions psychopédagogiques dans le traitement.

L'importance de cette étude réside dans la prévalence estimée de la TEA dans 1% de la population, 70 millions de personnes dans le monde, dont 2 millions au Brésil. Aux États-Unis, un rapport de mars 2014, le CDC - Center for Disease Control and Prevention, a présenté les données de prévalence d'un garçon sur 54 souffrant de troubles du *spectre autistique. En 2016, dans les 11 sites, la prévalence des TSA était de 18,5 pour 1 000 (un sur 54) enfants de 8 ans et les TSA étaient 4,3 fois plus fréquents chez les garçons que chez les filles. La prévalence des TSA varie de 13,1 (Colorado) à 31,4 (New Jersey).*

Les estimations de la prévalence étaient à peu près identiques pour les enfants blancs (blancs) non hispaniques, les enfants noirs (noirs) non hispaniques et les enfants des îles d'Asie / Pacifique (18,5, 18,3 et 17,9, respectivement), mais plus faibles pour les enfants hispaniques (15,4).

Parmi les enfants atteints de TSA pour lesquels des données sur le fonctionnement intellectuel ou cognitif étaient disponibles, 33 % ont été classés comme handicapés intellectuels (quotient intellectuel [QI] ≤70) ; ce pourcentage était plus élevé chez les filles que chez les garçons (39 % contre 32 %) et chez les enfants noirs et hispaniques que chez les blancs (47 %, 36 % et 27 %, respectivement).

*Les enfants noirs atteints de TSA étaient moins susceptibles d'avoir une première évaluation à 36 mois que les enfants blancs atteints de TSA (40 % contre 45 %). L'âge moyen global au diagnostic de TSA connu plus tôt (51 mois) était similaire selon le sexe et les groupes raciaux et ethniques ; cependant, les enfants noirs au QI ≤70 avaient un âge médian au diagnostic de TSA plus tardif que les enfants blancs au QI ≤70 (48 mois contre 42 mois). (Autism **Spectrum Disorder Prevalence in 8-Year-Old Children - Autism and Developmental Disabilities Monitoring Network, 11 Sites, United States, 2016 - Surveillance Abstracts / 27 mars 2020/ Vol. 69 (4) ; 1-12- CDC - Centers for Disease Control and Prevention).***

Des études récentes menées en Suède en 2014 ont démontré un changement socioculturel majeur dans les estimations, sur la base de recherches antérieures. Les auteurs sont des chercheurs du King's College, à Londres, et de l'Institut Karolinska, à Stockholm, et ont déclaré que la génétique a un poids de 50%, bien moins que les estimations précédentes de 80 à 90%, selon le *JAMA, Journal of the American Medical Association.*

L'ONU - Les Nations Unies, en déclarant le 2 avril - la Journée mondiale de *sensibilisation à l'autisme,* a rendu possible une macro discussion qui coïncide avec l'objectif de cette recherche qui est l'articulation entre l'éducation, le langage et les troubles du spectre autistique.

À ce sujet, on peut donc dire que l'école n'est pas l'espace approprié pour l'identification, la classification ou le diagnostic d'un enfant qui présente des signes et des symptômes de troubles autistiques. Mais il faut souligner que le fait que l'enseignant ne soit pas préparé à ce travail n'exclut pas le nombre important d'enfants autistes (légers et modérés) dans les unités scolaires.

Selon le portail du Brésil, avec les informations du ministère de l'éducation, le gouvernement fédéral, en 2014, plus de 698 000 étudiants, avec des caractéristiques particulières, étaient inscrits dans des classes communes, avec un pourcentage d'augmentation de 93%, dans les écoles publiques.

La loi 12.764, du 27 décembre 2012, traite de la politique nationale pour la protection des droits des personnes atteintes de troubles du spectre autistique. Le ministère de la santé a présenté au réseau de soins aux personnes handicapées les lignes directrices sur les soins de réadaptation des troubles du spectre autistique (TEA) d'avril 2013. Il existe encore, dans le cadre de ce cadre juridique, le décret n° 8.368 du 2 décembre 2014, qui réglemente la loi n° 12.764 du 27 décembre 2012, qui établit la politique nationale de protection des droits des personnes atteintes de troubles du spectre autistique.

La CIM 10 - Classification statistique internationale des maladies et des problèmes de santé, dans sa dixième édition, comporte neuf troubles relationnels dans les troubles du développement mondial. A titre de référence, il présente des symptômes tels que l'aversion sociale, les difficultés de développement de l'imagination, les stéréotypes moteurs, le langage avec des déviations significatives, étant ces manifestations symptomatiques observées avant la troisième année de vie de l'enfant.

À propos de la CIM - Classification statistique internationale des maladies et des problèmes de santé - CIM - 10, il est important de souligner qu'elle est également appelée la Classification internationale des maladies et que, contrairement au DSM, elle a été publiée par l'OMS - Organisation mondiale de la santé et a pour but de présenter une norme dans l'utilisation formelle des codes de maladies.

Le Manuel diagnostique et statistique des troubles mentaux, dans sa cinquième édition, le DSM-5, a modifié de manière significative les critères de diagnostic de ce que l'on appelait l'autisme. La présentation précoce des symptômes et l'altération de la capacité de l'individu à pratiquer ses activités dans sa vie quotidienne sont deux références fortement mises en évidence par la nouvelle révision du DSM sur les troubles du spectre autistique.

En 1943, Leo Kanner a présenté pour la première fois les caractéristiques de l'écholalie, de l'obsession, des stéréotypes et de l'autisme extrême pour le terme qu'il a décrit comme Trouble de contact affectif autistique. Ces écrits montrent déjà une relation avec l'intensité de la vie imaginative, l'aliénation et l'absence de réponses aux stimuli extérieurs.

Ce terme (autisme) est un caudatoire des études de Bleuler, qui, par le biais de l'AA/4A, a présenté que, pour la schizophrénie, il faut identifier les symptômes inhérents à l'orientation subjective de la vie qui altère la perception du monde (l'autisme dans la conception d'Eugen Bleuler), le manque d'unité de conscience, la présence de symptômes caractéristiques, l'évolution avec une détérioration inévitable et une construction multidimensionnelle. Ce que E. Bleuler a appelé 4 A(s), ce sont 6 symptômes, l'ambivalence, l'affection émoussée, les associations et dissociations de pensées, les troubles de l'attention, l'affection émoussée, l'autisme.

Il est important de souligner à nouveau que dans la révision numéro 5 du DSM, les sous-catégories de troubles autistiques sont rejetées, et les sous-catégories sont regroupées dans une condition unifiée appelée trouble du spectre autistique - TEA. Le syndrome d'Asperger n'est pas considéré de manière singulière, étant cette condition liée au diagnostic global de l'autisme, qui est maintenant guidé par deux catégories : la présence de comportements répétitifs et stéréotypés et l'altération des médias.

Les lois qui instituent la politique nationale de protection des droits des personnes atteintes de troubles du spectre autistique sont, en premier lieu, la loi n° 12.764, du 27 décembre 2012, et le décret n° 8.368, du 2 décembre 2014. Dans ce décret, la personne souffrant de troubles du spectre autistique est considérée comme une personne handicapée, à toutes fins juridiques, ceci étant une particularité de ce trouble.

ONGLET - ANALYSE DU COMPORTEMENT APPLIQUÉ

L'analyse appliquée du comportement est un domaine de connaissance qui s'étend à l'observation, l'analyse, l'explication associée à la méthode, au comportement humain, à l'apprentissage et à l'environnement, en ce qui concerne l'observalité, le suivi, la surveillance et la contrôlabilité de la gestion et de l'orientation qui, en se rapportant à la vie quotidienne et en appliquant des procédures pour séquencer la vie quotidienne de l'apprenant, a été bien accepté et suggéré pour le suivi des enfants atteints de troubles du spectre autistique, en référence à son spectre, avec la probabilité de résultats significatifs dans le(s) DCI F.84.0 et F.84.1 (Enfant et atypique) de la CIM 10.

Cette approche devrait être développée 1/1, avec un applicateur/enseignant pour chaque assisté/apprenant, qui en plus d'avoir des bases théoriques et des principes scientifiques peuvent être étendus à d'autres domaines de connaissance, potentialisant ainsi leur capacité d'interdisciplinarité et d'articulation pour des résultats efficaces dans l'intervention et le traitement. En centralisant son analyse sur le comportement, il est possible d'élaborer un plan d'action séquentiel (PSA), visant à agir sur le comportement sur la base de la formule behavioriste (^{SD} - R# - R/Renforcement +/-). R# est équivalent aux différentes fonctions de la réponse au stimulus discriminatoire).

La méthode basée sur l'ABA comme proposition d'intervention, principalement chez les enfants présentant des signes et des symptômes de troubles du spectre autistique, a pour principale contribution l'élaboration d'un programme d'études qui répond aux besoins spécifiques de la vie sociale de l'enfant et c'est dans ce segment que l'APS devient un outil descriptif et explicatif de la manière de structurer l'environnement pour atteindre l'adaptabilité. Dans le programme d'études à suivre, il y a une séquence de sélection, cette séquence étant développée par les aptitudes linguistiques, sociales, personnelles (soins de base), ludiques et motrices. Il y a dans les compétences académiques un paramètre de l'idéal à mettre en relation. Ainsi, les actions seront planifiées de la base au complexe.

L'intensité de la charge de travail à effectuer entre 20 et 27 heures par semaine (en complément des activités intégratives) sur une période minimale de 24 mois s'étend à l'engagement des parents dans l'exécution des tâches et à l'implication de la famille dans l'élaboration de l'APS afin que l'utilisation des méthodologies (TTD, Teaching by Discrete Attempts, CV, Verbal Behavior, TRD, Teaching by Dynamic Answers, et EI, Incidental Teaching) soit choisie en fonction du besoin et de la spécificité de l'enfant. Le mouvement d'inclusion d'autres dynamiques ou même le changement dans l'augmentation ou la diminution de l'intensité de l'intervention est analysé par le moniteur/enseignant avec la famille ou les soignants. Le succès à chaque étape réside dans cette collaboration.

Le souci des niveaux de difficulté de chaque tâche permet de créer des programmes qui se déroulent en tâches. Ces programmes vont des soins d'hygiène bucco-dentaire de base (PCH) à la réalisation d'un acte de parole illusoire. Les *rétroactions* auditives et visuelles sont des composantes du langage réceptif, qui correspond à la genèse de la capacité à comprendre la parole. La réciprocité entre la réception et l'expression est indissociable, mais dans les troubles neurodéveloppementaux, où il existe des déficits importants du langage, il est nécessaire de veiller à respecter le stade précédant l'utilisation du signe, ce qui était prévu pour être dit (niveau de compréhension).

La capacité à s'exprimer de manière non verbale ou verbale est appelée langage expressif. L'expression présuppose initialement la réception, car après la compréhension des concepts et la composition des signes, mais pas toujours les deux index des langues sont altérés dans un désordre. Il peut alors y avoir un déficit de la seule capacité d'expression, alors que la réception n'est pas altérée.

L'expression implique la réception. Cependant, la réception peut être intacte si seule l'expression est déficiente (SOARES, 2005).

Dans une évaluation de la capacité réceptive et expressive du langage, il est important d'évaluer les aspects intrinsèques de chaque instance de réception ou d'expression, même s'il existe une hypothèse entre elles.

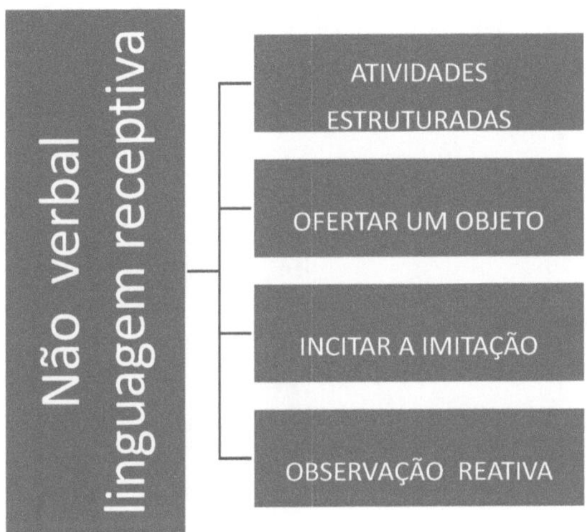

Source : Association brésilienne de médecine psychosomatique -

ÉVALUATION

Lors de l'évaluation des aspects du langage réceptif, nous commencerons à structurer les activités par des tâches segmentées et séquentielles :

HB - Compétence : jouer

1. Présentation d'un jouet à l'enfant et observation de sa réaction à l'offre.
2. Répéter la commande/imitation des modèles d'action.

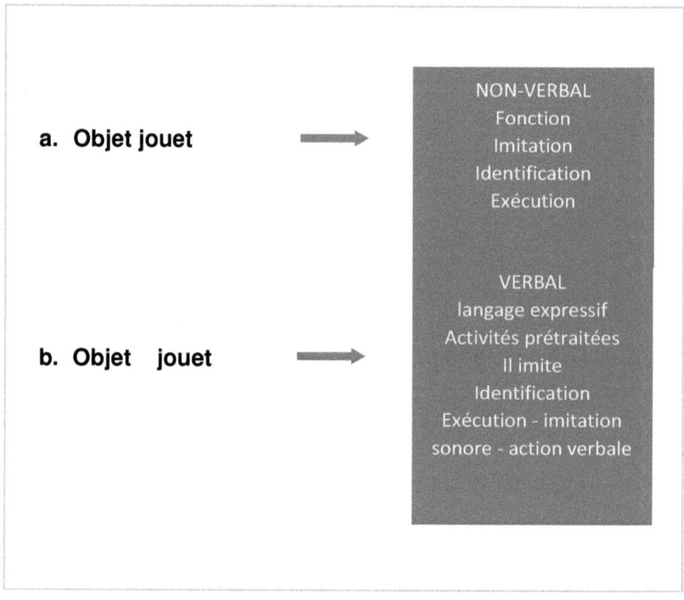

Source : Association brésilienne de médecine psychosomatique - MT/2020

L'ÉVALUATION DES COMPÉTENCES DE COMMUNICATION : VERBALE ET NON VERBALE

Verbal Non-verbal Couper : aptitude d'au moins 3 occurrences sur un ensemble d'éléments évalués.	langage expressif Activités préconçues ; Observation des sons et des mots ; Réactivité ; Comportement réactif.	Langue réceptive Activités structurées ; Objet présent ; Analyser la réaction ; Commande d'imitation/répétition.
Équivalence	**Éléments évalués**	**Éléments évalués**
Échelle A – 1 B – 2 C – 3 D – 4 E – 5 F – 6	Imitation sonore Imitation de mots simples Production de noms Imitation de verbes/action verbale Commencer la conversation Production de phrases de deux mots	Jouet/objet fonctionnel Moteur Imitation Identification des objets Identification des figures Exécution des tâches
Critères : Compétences en matière de communication	**Critères : V.1 - Verbal**	**Critères : V.2 - Non-verbal**

Source : Association brésilienne de médecine psychosomatique - MT/2020

TTD/TDT ou DTT - Teaching by Discrete Attempts est l'une des méthodes d'intervention de la méthode ABA sur les signes et symptômes des troubles du spectre autistique. L'enchaînement des tâches en étapes détaillées de petits blocs de connaissances sur l'environnement social, et à chaque étape par une série de tentatives sensibles et avec des changements initialement discrets dans le comportement social, personnel, moteur, le jeu et le langage de l'enfant est la voie procédurale de cette méthodologie.

Un exemple d'enseignement par tentatives discrètes est qu'il doit participer à une dynamique qui requiert une compétence comportementale sociale et le moteur de la danse sur chaise et il est nécessaire pour le comportement académique de la capacité et de l'interaction sociale le comportement moteur de la position debout, de la course, de l'arrêt et de la position assise, ces quatre mouvements doivent être entraînés un par un dans chaque étape spécifique afin d'acquérir le mouvement singulier et ensuite chacun d'eux est séquencé et relié.

Si l'enfant n'émet pas encore ces comportements séparément, il est inutile de renforcer positivement l'enchaînement des quatre comportements pour ce comportement scolaire souhaité. (Participer au jeu de danse sur chaise - Jouer). Il est donc nécessaire d'émettre le comportement de se lever. Et l'entraînement pour acquérir ce comportement va de l'application de l'équilibre et de la coordination motrice.

L'avantage d'avoir un par un dans le processus d'application de cette méthode fournit la sécurité et l'acuité dans le développement des tâches qui peuvent suggérer la participation du moniteur/enseignant qui aidera si l'enfant n'a pas l'équilibre ou a des dommages physiques qui produisent plus de difficulté à l'action motrice. Dans les premières tentatives, une série d'interventions physiques de collaboration et d'aide physique peut émerger, mais à mesure que le moniteur/enseignant ou l'applicateur du programme perçoit l'évolution et la diminution progressive de la difficulté dans l'émission du comportement, devrait offrir un renforcement positif (arbitraire) pour l'augmentation progressive de la fréquence de ce comportement. Mais comment procéder pour que ce comportement se sédimente ? C'est dans la répétition exhaustive et continue que le comportement sera acquis sans la nécessité d'une collaboration physique de l'applicateur de façon autonome.

Il est important de toujours tenir compte du fait que l'accent est mis sur des activités structurées par des stratégies de renforcement positif, avec récompense et motivation. Même lors de l'élaboration du programme d'études en PSA, en HL - Compétences linguistiques, l'accent devrait toujours être mis sur le renforcement positif. Le comportement verbal (CV) est une méthodologie de travail qui est très similaire à l'objectif du TTD, pour son intensité et son enchaînement. Ce qui est spécifique, c'est l'objectif de la relation entre la langue et la signification/conception linguistique. Ce sens peut être étendu par la suite au sens large et au sens strict. Plus tard, des indices et des modèles de fonctionnalité et d'évolution de l'écho, du tact, du commandement, de la réception, de la CCCR et de l'intraverbal seront présentés, ce qu'on appelle les opérateurs verbaux.

L'enseignement incidentel est basé sur les interactions entre les enfants et les adultes dans des situations de routine, avec pour objectif de développer de nouvelles compétences de communication (Risley et Hart/1975). Il est donc nécessaire de proposer une réorganisation des activités basée sur les environnements naturels et facilitateurs, et l'adaptation de l'environnement fournirait les conditions favorables à l'enseignement. L'intérêt de l'enfant pour la proposition d'enseignement accessoire est le moteur des résultats prévus dans le PSA. Ce type d'enseignement en milieu naturel est basé sur l'attribution de significations et de sens aux activités réelles de l'enfant dans un espace qui se présente comme un facteur de motivation pour le développement des compétences. Un élément naturel contribue à la généralisation, donc il renforce les transferts simulés dans cet environnement pour la vie quotidienne de l'enfant.

L'enseignement de la réponse dynamique est une méthodologie partiellement structurée, avec des opportunités naturelles, on peut y insérer son facteur d'intervention le plus motivant. Les domaines d'attention sont l'auto-initiation de l'enfant, l'autonomie, le protagonisme, l'autogestion et la condition de réponse aux diverses mobilisations et surtout la motivation. La *formation à l'intervention pivotale* est donc la plus efficace dans les environnements naturels, avec des changements d'équipes et d'activités, des exercices et des tâches déjà reconnus et partiellement appris.

L'étude de la façon dont un individu interagit et se rapporte à l'environnement, lu dans ce guide, tout environnement, est l'objet de l'étude du behaviorisme. Ainsi, les interactions entre les réponses des individus et la stimulation de l'environnement permettent dans cette action une lecture comportementale qui peut être analysée. Et c'est dans cette analyse de ce comportement résultant de cette interaction que nous agissons dans l'élaboration d'un plan d'action séquentiel (PSA) chez l'enfant atteint de troubles du spectre autistique.

La proposition de cette méthode consiste à agir sur la force (comportement) résultante de l'interaction entre la façon dont un enfant spécifique fait quelque chose et l'environnement dans lequel sa réponse (faire) a lieu. L'analyse de l'interaction entre l'enfant et son environnement, entre ses actions ou réponses et son environnement ou ses stimulations est l'orientation prévue pour une réponse spécifique et un stimulus spécifique de renforcement. L'ensemble des stimuli (stimulations/environnement) et la réponse (actions/action) d'un enfant qui sont liés est ce que nous appelons le comportement de l'enfant, aux fins de l'analyse et de l'action du PSA.

Comportement		
Stimulus Discriminatoire SD	**Réponse** R#	**Conséquence** R+/-

Source : École de santé en médecine psychosomatique -

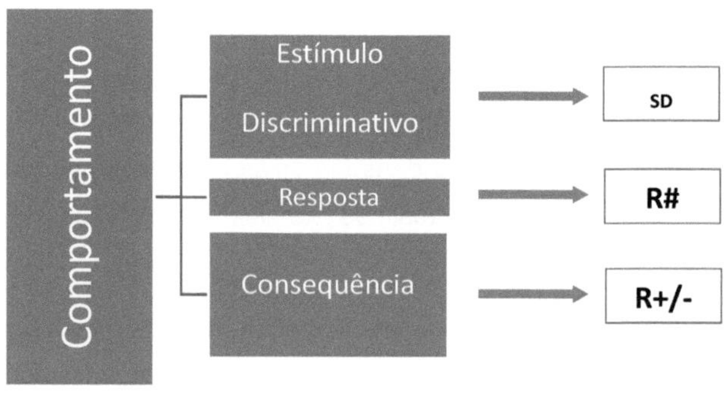

Source : École de santé en médecine psychosomatique -

GUIDE DE DÉNOMINATION ET CONCEPTS STRATÉGIQUES DE L'ONGLET PROGRAMME

STRATÉGIES DE PROGRAMME - ONGLET		
Point	**Nomenclature**	**Concept**
1	Stimulus - **SD** Discriminatoire	Le début de l'ordre à donner ou l'instruction initiale précédente qui dirige le discours initial ou la présentation de divers contenus et ressources matérielles s'appelle un stimulus discriminatoire. Elle est de nature illogique. (Il s'agit généralement d'un ordre verbal précédé d'un modèle non verbal)

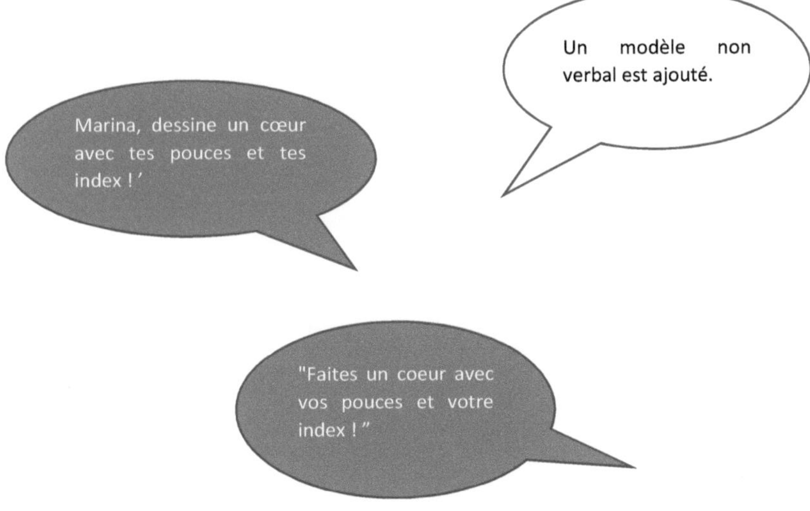

<table>
<tr><td colspan="3" align="center">STRATÉGIES DE PROGRAMME - ONGLET</td></tr>
<tr><td>Point</td><td>Nomenclature</td><td>Concept</td></tr>
<tr><td>2</td><td>Tentative - Ta</td><td>La présentation d'un DD dans une séquence complète, l'obtention d'une réponse et le renforcement de la conséquence de la réponse. Pendant la durée de la session, une unité de conditionnement opérationnelle est nécessaire. Cette unité de base utilisée dans la session est le Ta.</td></tr>
</table>

Programme ABA pour les compétences comportementales ludiques :

HCB1 - jouant en jaune.

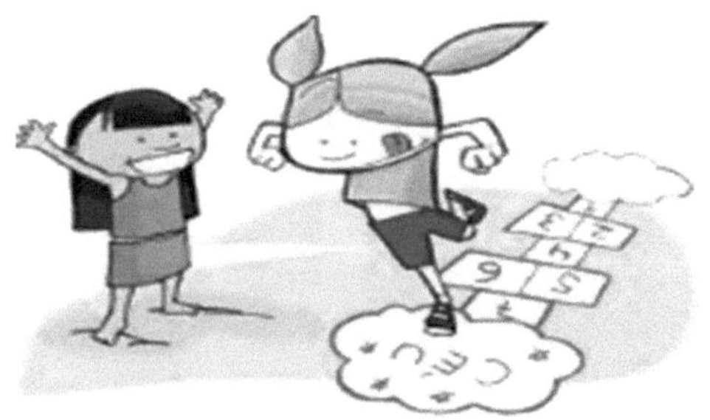

Demandeur : "Renata, passez le tableau/le champ".

> Ordre verbal initial - la demande de sauter la planche/le terrain.
>
> *accroître la commande non verbale

Demandeur : "Renata, tu as très bien sauté, félicitations ! L'applicateur applaudit".

> L'applicateur se rend auprès de l'enfant et l'aide à sauter les autres champs sur le côté.

"Excellent, Renata !

<table>
<tr><th colspan="3">STRATÉGIES DE PROGRAMME - ONGLET</th></tr>
<tr><th>Point</th><th>Nomenclature</th><th>Concept</th></tr>
<tr><td>3</td><td>Réponse - R</td><td>à un comportement (réponse) attendu ou acceptable dans les modèles relationnels et dimensionnels proposés en question.</td></tr>
</table>

Programme ABA pour le comportement en matière de compétences sociales :

HS1 - jouer avec vos petits amis.

Demandeur : "Ma fille, tes petits amis seraient heureux si tu allais jouer avec eux".

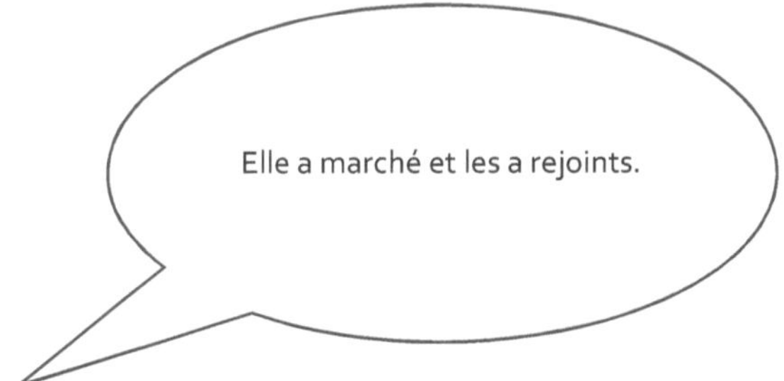

Demandeur : "Tu vois, ma fille ! (Et il sourit.)

STRATÉGIES DE PROGRAMME - ONGLET		
Point	**Nomenclature**	**Concept**
4	Booster - ^{SR}	L'abréviation "stimulus booster" peut être étendue à $^{"SR+"}$, également appelé conséquence qui suit une réponse et est donc un booster. La conséquence peut être positive ou non et c'est sa force (conditionnement opérant) qui déterminera la répétition ou non de ce comportement dans d'autres situations.

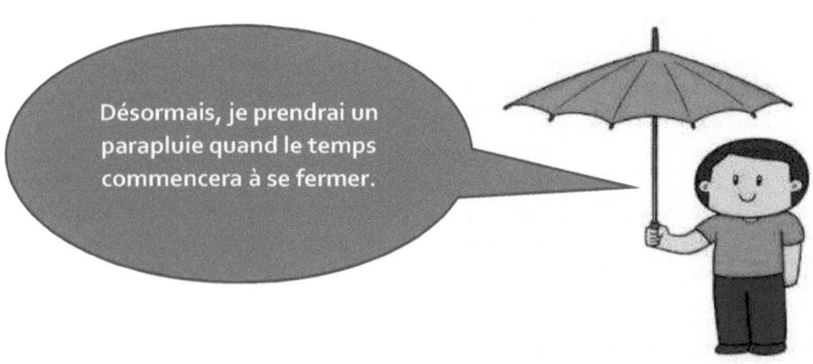

Point	Nomenclature	Concept
STRATÉGIES DE PROGRAMME - ONGLET		
5	Contribution/aide	La contribution du moniteur ou de l'applicateur du programme avec de l'aide ou des conseils ou informations supplémentaires qui peuvent être utilisés pendant l'exécution des tâches et la réalisation.

<table>
<tr><td colspan="3" align="center">STRATÉGIES DE PROGRAMME - ONGLET</td></tr>
<tr><td>Point</td><td>Nomenclature</td><td>Concept</td></tr>
<tr><td>6</td><td>Stimuli</td><td>L'ensemble des intrants qui peuvent être utilisés pour l'élaboration d'un programme ou même d'une tâche ou d'une action allant de matériaux concrets, de figures, de blocs de cartes et d'autres objets qui ont la nature d'agir en réponse.</td></tr>
</table>

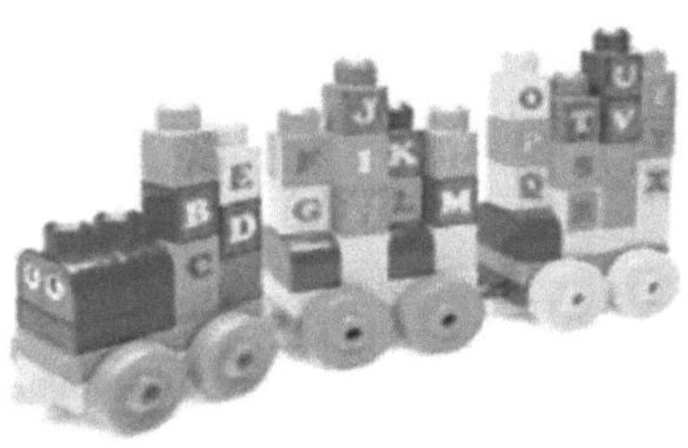

<table>
<tr><td colspan="3" align="center">STRATÉGIES DE PROGRAMME - ONGLET</td></tr>
<tr><td>Point</td><td>Nomenclature</td><td>Concept</td></tr>
<tr><td>7</td><td>Session</td><td>La séquence de temps dans laquelle les activités thérapeutiques sont développées avec l'enfant.</td></tr>
</table>

<table>
<tr><td colspan="3" align="center">STRATÉGIES DE PROGRAMME - ONGLET</td></tr>
<tr><td>Point</td><td>Nomenclature</td><td>Concept</td></tr>
<tr><td>8</td><td>Domaine</td><td>La fluidité qui envisage la totalité de l'apprentissage à opérationnaliser dans la tâche du programme CV/10 tentatives exécutées dans et les sessions/classes successives - équivalence de 80%. Critères de base qui permettent de mesurer le niveau des capacités d'apprentissage et leur aptitude aux niveaux et tâches qui en découlent.</td></tr>
</table>

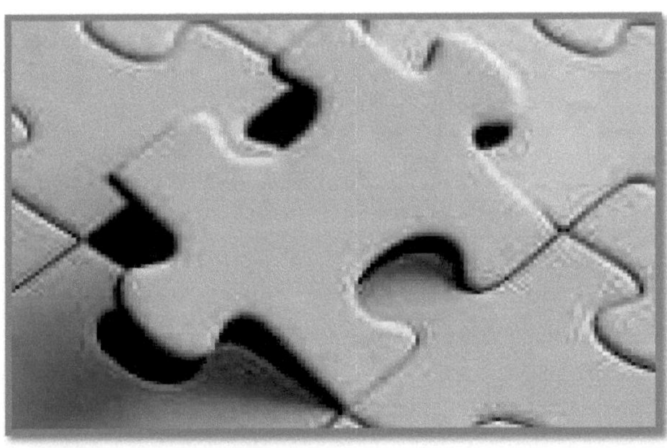

<table>
<tr><td colspan="3" align="center">STRATÉGIES DE PROGRAMME - ONGLET</td></tr>
<tr><td>Point</td><td>Nomenclature</td><td>Concept</td></tr>
<tr><td>9</td><td>Données</td><td>Ensemble des informations et des enregistrements des actions d'un enfant dans les tentatives, les coups et les erreurs ou même les lacunes (absence de réponses) ou l'approche de l'objectif de la tâche. Les réponses au stimulus discriminatoire varient de correct ("+" / "✓") / incorrect ("-"ou un "x") / pas de réponse (NR / SR) / approximation ("A" ou "S" pour approximation successive).</td></tr>
</table>

STRATÉGIES DE PROGRAMME - ONGLET		
Point	**Nomenclature**	**Concept**
10	Méthode et méthodologies	La description séquentielle et détaillée des phases de présentation spécifiques au matériel/tâche/action, avec leurs espaces structurés et leur structure fonctionnelle respectifs.

NET		
Enseignement en milieu naturel		
FCC		
Fonctions, caractéristiques et classes		
RENFORCER L'ACTIVITÉ	**STIMULATION DE L'APPLICATEUR**	**HABILITÉS** Réceptif, tact, verbal, commande intraverbale.
MUSIQUE	Quelle est cette musique ?	Tact
CELLULAIRE	De quelle couleur est ce téléphone / Que fait-il ?	Intraverbale
VACANCES DE L'ANA	Pointez vers le CD. Qu'est-ce que c'est ?	Tact
VACANCES DE L'ANA	Dites : Allons à la piscine.	Ecoico
TURN	Que peut-on faire pour s'amuser dans la piscine ?	Intraverbale
EXERCICES PRATIQUES	Montrez-moi comment vous sautez ?	Réceptif
EXERCICES PRATIQUES	Que fait le pneu ? (En rotation)	Intraverbale
EXERCICES PRATIQUES	Qu'est-ce que j'ai fait avec le vélo ? (Renversé)	Intraverbale

Source : ABMP/Central West/2020

NET / L'enseignement en milieu naturel est réalisé dans des espaces qui permettent le développement d'activités en milieu naturel. Il ne dispose pas de table ou de séquence d'objets, d'équipement ou d'espace adapté. Cela ne signifie pas qu'il n'y a pas de planification. L'idée est la sélection d'un environnement naturel et spontané pour développer les compétences dans les cours / séances de jeu. L'orientation est que les activités soient le moins structurées possible, les interventions étant introduites dans des situations naturelles et de renforcement. Cette orientation comporte deux stratégies très importantes. Le premier est appelé planification anticipée, c'est-à-dire pour être sûr de ce que l'enfant aime vraiment. Un espace où il se sent à l'aise, un parc, un terrain de football, une piste de marche, ou même une place. L'amplificateur le plus efficace est sa présence. Utilisez-le toujours.

PROGRAMME ABA		
CURRICULUM		
ACTIVITÉ	**STIMULATION DE L'APPLICATEUR**	**STIMULES**
Langue réceptive 1	Toucher différentes parties du corps	Tête, épaules, genoux, orteils.
Langue réceptive 2	Jouer un objet commun	Livre, crayon, Bob l'éponge, pièce de Lego.
Performance visuelle	Stop aux chiffres égaux	10 paires de chiffres
Imitation	Imiter les mouvements avec des objets	Divers
Imitation vocale	Imiter des mots quand on le demande	Gâteau, jus, ours, voiture, oui, non.
Nomination	Nommer les objets communs	DVD, livre, tasse, couverture, voiture.
Intraverbale	Paroles complètes de la chanson	"Paume, paume, paume" "Ciranda, ciranda."

(LEAR, K.2004)

Robert Koegel a présenté dans ses travaux une méthode qui fonctionnera plus tard comme une intervention, par l'enseignement et l'apprentissage de compétences dans des situations naturelles : le *traitement de la réponse pivotale* ou l'entraînement des réponses pivotales / le *traitement de la réponse dynamique*. Cette intervention est naturaliste car elle se rapporte à l'environnement dynamique sans structure très fixe. Les activités sont apprises en fonction des opportunités et des conséquences, en observant l'augmentation progressive et exponentielle de la motivation, avec des tâches, des entrelacements et des choix.

COMPÉTENCES LINGUISTIQUES : LANGAGE RÉCEPTIF ET EXPRESSIF

Les changements dans l'acquisition du langage, qu'ils soient dus à une chronologie similaire ou à un retard dans l'apprentissage, sont les plaintes les plus fréquentes concernant les signes, les symptômes, les troubles et les troubles du développement neurologique. Cette réalité clinique est un facteur préoccupant pour les différents segments qui s'articulent dans le référentiel neurotypique du développement de l'enfant.

Le langage est le pronostic des troubles du spectre autistique. Ainsi, le développement du langage repose sur deux axes fondamentaux de la fonction corticale supérieure : la structure anatomofonctionnelle et la stimulation verbale. La distinction réside dans la nature déterminante de la biologie et l'influence de l'environnement et des conditions extérieures. Il est important pour la connaissance et la reconnaissance des bases neurobiologiques du langage de le considérer comme étant traité dans différentes structures anatomiques.

Les études bioélectriques des tissus cérébraux et les techniques d'imagerie les plus différentes permettent une étude plus complète de la neurophysiologie du langage, car la parole, la compréhension, la réception et la nomination peuvent toutes deux subir des pertes naturelles ou déterminées par la biologie.

Le principe de base présente la prédominance de l'hémisphère gauche pour le développement du langage, selon Kandel (2003), le traitement du langage chez environ 96% des personnes est effectué dans cet hémisphère. Une question importante qui corrobore l'étude clinique en question proposée par Broca en 1864 est le test de Wada, qui évalue qualitativement et quantitativement la latéralité et les fonctions verbales, tant en ce qui concerne le langage que sa mémoire.

Dans cet examen clinique, l'application d'une anesthésie dans l'hémisphère cérébral gauche bloque généralement la parole. Les zones associatives du cortex cérébral, deux zones corticales qui ne remplissent normalement pas leurs fonctions, correspondent à des pertes significatives de langage, condition *sine qua non pour* exclure les zones motrices et sensorielles primaires ou secondaires de localisation qui contrôlent les fonctions du langage.

Pour une compréhension plus descriptive, du point de vue nosographique des troubles, les zones qui seront étudiées seront appelées zone associative pariéto-occipito-temporale et zone associative pré-frontale. La connaissance de ces domaines permet une intervention plus précise dans la cartographie et dans les pratiques complémentaires qui pourraient être liées aux spécificités de ces plans de contrôle des fonctions.

La zone de forage se trouve dans la zone associative préfrontale, elle est reliée au cortex moteur pour la planification de la séquentialité des mouvements et elle est reliée par un faisceau de fibres sous-corticales à la zone associative pariéto-occipito-temporale. Il possède dans la région de Broca ce que l'on peut considérer comme un circuit indispensable à la formation du mot et se trouve dans la région du cortex préfrontal.

Ensuite, on peut affirmer que dans le cortex préfrontal postéro-latéral et dans la partie pré-motrice, les schémas moteurs sont planifiés de manière à ce que les mots individuels soient exprimés naturellement et reçus efficacement. La zone associative pariéto-occipito-temporelle est une zone de compréhension du langage, de dénomination des objets, de traitement primaire du lecto- langage et de coordonnées spatiales du corps par rapport à l'analyse.

La compréhension du langage et la dénomination des objets sont fondamentales pour que les activités linguistiques de réception, de compréhension et de parole puissent se dérouler normalement. Dans le lobe temporel, se trouve la zone de Wernicke, dont l'objectif fonctionnel est d'évoquer des concepts au moyen du traitement du son, qui, lorsqu'ils sont reçus et reconnus, sont interprétés comme des mots.

C'est dans l'acte de comprendre les mots que se fonde la fonction de la zone de Wernicke et toute blessure dans cette zone. Mais il est nécessaire de considérer l'association relative entre le centre de Wernicke et la région de Broca. La zone de dénomination des objets se trouve sur le côté de la région antérieure du lobe occipital et de la région postérieure du lobe temporel.

La vision et l'ouïe sont impliquées dans ce processus, l'une en ce qui concerne l'apprentissage des noms et l'autre sur la nature physique de l'objet. Cette prise de conscience est une condition sans laquelle la langue ne peut être comprise. Il est important de considérer que même avec la polarisation des zones de Wernicke et Broca, la lecture est une conséquence de l'intégration des deux zones, et cette dépendance signalerait la réception d'informations provenant du cortex visuel gauche.

Les études cliniques ont approfondi le mécanisme d'action, de réception, de production et de compréhension du langage et un cartésianisme de biologiste n'est pas admissible lorsque des pertes dues à des lésions cérébrales ou même à la génétique sont analysées. De nouvelles régions corticales et sous-corticales dans l'hémisphère gauche ont été impliquées dans ce processus, étant essentielles pour l'acquisition et le développement du langage.

Les systèmes de mise en œuvre du langage (Wernicke et Broca, impliquant le cortex insulaire et les noyaux de base, avec fonction d'analyse des signaux auditifs afférents, de construction phonique et de contrôle articulatoire). Ce système conceptuel, qui a pour fonction de fonder la connaissance conceptuelle, étant des régions réparties dans le cortex associatif d'ordre supérieur. Et enfin, le système de médiation qui agit de manière intermédiaire et constitue plusieurs régions du cortex d'association frontal, pariétal et temporel.

Les neurones qui sont en relation les uns avec les autres en formant un réseau et qui sont répartis dans différentes régions du cerveau sont responsables de manière spécialisée du traitement du langage. C'est l'appareil auditif qui est chargé de synchroniser les signaux auditifs et, en les décodant, de les transformer en impulsions électriques. Ces impulsions passent par les neurones pour atteindre la zone auditive du cortex cérébral dans le lobe temporal.

La reconnaissance des schémas de signaux auditifs, l'interprétation, la formulation de concepts ou de pensées, avec activation de divers groupes de cellules nerveuses est une fonction spécifique de la région de Wernicke. Dans la partie inférieure du lobe temporal, l'image du signal acoustique formé et les concepts connexes sont stockés dans le lobe pariétal. Nous considérons le processus inverse pour la verbalisation de la pensée. Une verbalisation interne est canalisée vers la zone de Broca, dans la partie inférieure du lobe frontal, pour être efficace dans la production de la parole. Les zones de contrôle moteur et celles responsables de la mémoire sont toutes deux impliquées dans le langage.

Il est important de souligner que plus de 90 % de la population a l'hémisphère gauche comme dominant pour le traitement des langues, mais l'hémisphère droit participe également à ce traitement. Les lésions cérébrales entraînent des troubles du langage (parole) et de la compréhension que l'on appelle aphasie, ce qui entrave la capacité à parler et à comprendre la parole. La prosodie, la résonance, l'articulation, la voix, la cadence/espace caractérisent la parole.

Lorsque la langue change, nous pouvons les classer comme suit : déviation, retard et découplage.

Changements de langue			
Point	Déviation	Retard	Dissociation
1	StandardEvolution	ProgressionLanguage	DistinctionSignifiant
2	Modifié	Un rythme plus lent	Domaines de relations
3	AnomalyAcquisitionLanguage	SequenceCorrect	DifferenceEvolution

Source : Association brésilienne de médecine psychosomatique - MT/2019

Les facteurs qui contribuent à l'étiologie des difficultés et des troubles de l'apprentissage et du langage sont divers, qu'ils soient émotionnels, intellectuels ou cognitifs et organiques. Il existe des relations étroites entre certains troubles et le langage. Il sera traité spécifiquement pour les troubles du spectre autistique (TSA), mais nous pouvons mettre en évidence la dyslexie, la dyslalie, la dyscalculie, l'épilepsie et d'autres aphasies.

La diminution des capacités de langage écrit ou oral résultant de tout trouble du cerveau est appelée aphasie. Les troubles de cette nature sont divers et il existe une multiplicité de tests, d'évaluations et de rapports pour classer les types et identifier les formes d'intervention, la priorité étant donnée à ces dernières dans les premières années de la vie de l'enfant.

En général, les aphasies sont systématisées et appelées sensorielles et motrices, cette dernière recevant encore la dénomination d'expressive, car elle est étroitement liée à la difficulté de production de la parole, préjudiciable en termes de rythme, de cadence et de fluidité. L'aphasie réceptive, ou également appelée aphasie sensorielle, désigne la plupart du temps des troubles et des difficultés de compréhension de la parole et du langage, qui nuisent à la lecture et à l'écriture chez les patients aphasiques.

En tant que partie constitutive du syndrome d'aphasie, nous avons une apraxie de la parole. Chez ces patients, plus que la compréhension, la lecture et l'écriture, des pertes motrices sont perçues, comme un handicap spécialisé dans les mouvements orofaciaux. Comme la nature linguistique est ce qui marque définitivement l'aphasie, l'incapacité à développer la motricité est le trouble qui produit l'inefficacité dans la condition prosodique, avec des lacunes, des espaces et une fluidité lente, causant des malentendus dans l'articulation.

Les modifications musculaires, telles que la prosodie, la phonation articulaire et la résonance, qui impliquent également la respiration, sont caractéristiques du trouble de la parole appelé dysarthrie. Ces symptômes ont une casuistique dans le SNC ou des lésions périphériques, avec fixation ou paralysie des muscles de la parole, c'est-à-dire un manque de coordination dans le contrôle musculaire. Même si l'apraxie et la dysarthrie sont des troubles moteurs de la parole, les pertes sont différentes au niveau de la production. La fixité/paralysie, la lentification, le tonus musculaire ne sont pas des éléments significatifs chez les patients apraxiques. L'ataxie, l'hypertension ou l'hypotension, la restriction des mouvements des muscles de la parole sont spécifiques à la dysarthrie.

L'évaluation du langage du patient à différents niveaux de complexité des activités de la parole, de la répétition, de la description, de la compréhension et d'autres éléments constitutifs de la communication et du langage, en plus de l'évaluation des éléments qui constituent la parole et qui entrent en compétition pour celle-ci, ainsi que des mouvements et des tâches impliquant une programmation motrice.

Les études portant sur les décharges électroencéphalographiques, les crises d'épilepsie, en général, tous les symptômes découlant des crises d'épilepsie apportent quelques troubles spécifiques dans le tableau clinique actuel des troubles du langage.

Aphasie aiguë ou critique avec dysfonctionnement cognitif transitoire, syndrome de Landau-Kleffner, ou aphasie épileptique acquise, et dysphasie développementale cliniquement liée à l'épilepsie. On sait, d'un point de vue clinique, que cette aphasie est due à des crises continues ou à des activités impliquant une électroencéphalographie épileptique anormale, même s'il y a souvent une confusion apparente avec les symptômes du trouble autistique.

Dans le cas de la dyslexie, il est important de souligner que, selon Rutkowski (2003), il existe un écart clinique important lorsque l'on compare les données des enfants brésiliens avec celles des pays développés, environ 40 % d'entre eux présentent des difficultés à écrire dans les premières années et ce pourcentage diminue de moitié dans les pays plus développés.

La mémoire sensorielle, socio-émotionnelle et motrice sont des intégrités qui s'articulent pour la combinaison de phénomènes environnementaux et biologiques en termes de quantité, de qualité et de fréquence des stimuli que l'environnement offre dans l'apprentissage du langage/de la communication.

La littérature est la base de l'analyse de la dyslexie, car elle constitue un changement significatif dans l'apprentissage des enfants, se différenciant de l'apprentissage acquis et développemental. La dyslexie acquise est le résultat d'une lésion cérébrale dans le cas biologique / génétique. Les causes impliquant l'environnement ou l'espace scolaire caractériseraient la dyslexie développementale.

Des facteurs neurologiques, neuroanatomiques et neurophysiologiques, ceux de la cognition, de la base génétique, de la naissance prématurée et d'autres comme le poids inférieur à la moyenne caractériseraient la dyslexie développementale. Une autre division de la dyslexie concerne les types dits central et périphérique. Dans la dyslexie centrale, il y a une déficience dans la conversion de l'orthographe correcte à la parole.

Dans la dyslexie périphérique, le compromis se situe dans la compréhension du contenu de la lecture, c'est-à-dire plutôt dans la perception visuelle. Les types phonologique, superficiel et profond font partie des sous-types de la dyslexie centrale, et la dyslexie attentionnelle, pure (littérale) ou négligente est la dyslexie périphérique. La dyslexie superficielle, sémantique et phonologique est plus fréquente dans la dyslexie dite développementale.

Parmi les dyslexies centrale et périphérique, nous avons comme base clinique la dyslexie pure ou littérale lisant lettre par lettre préservée et dans les caractéristiques neuroanatomiques des lésions occipitales inférieures à la gauche. Les lésions du lobe pariétal gauche constituent les caractéristiques neuroanatomiques de la dyslexie attentionnelle, et il y a préservation de la lecture de mots isolés, mais lorsqu'ils sont regroupés, les difficultés de lecture dans le champ visuel global persistent.

La lésion dans la région de l'artère cérébrale moyenne de l'hémisphère droit impliquant les lobes frontal, pariétal, frontal et temporal fait partie des caractéristiques neuroanatomiques de la dyslexie due à la négligence, et les pertes de lecture dans le champ visuel du côté contralatéral de la lésion cérébrale constituent les fondements cliniques de cette altération de l'apprentissage. Les caractéristiques cliniques de la dyslexie profonde sont l'aisance de lecture pour les mots fréquents et concrets, l'absence de lectures de mots autres que les mots et le blocage de la voie nonlexicale.

Les lésions multiples dans l'hémisphère gauche et l'existence de capacités de lecture résiduelles dans l'hémisphère droit sont des caractéristiques neuroanatomiques de ce type de dyslexie. Les signes de dysfonctionnement dans la région temporale moyenne de l'hémisphère gauche et dans la région temporale supérieure-postérieure sont des caractéristiques neuroanatomiques de la dyslexie de surface, avec des caractéristiques cliniques de déficience des voies lexicales, sans capacité d'information orthographique.

Le dernier type est la dyslexie phonologique, qui a une base clinique d'incapacité de décodage phonologique, de dommages à la voie de conversion phonème-graphème, de difficultés dans les tâches de mémoire phonologique, de performances insuffisantes dans la lecture de pseudo mots. Des dysfonctionnements neuroanatomiques spécifiques ne sont pas perçus en ce qui concerne le bon fonctionnement du traitement périlexique. Les études qui relient la dyslexie à la génétique considèrent la lecture liée à des chromosomes spécifiques 6, 1, 2 et 15.

Le projet du génome humain répertorie les gènes de susceptibilité à la dyslexie DYX1, DYX2, DYX3 et DYX4. Les mêmes chromosomes spécifiques mentionnés ci-dessus ont été identifiés comme étant liés à des dommages dans le traitement de texte. Les changements dans la langue écrite, qu'il s'agisse de la disortographie ou de la dysgraphie, se réfèrent respectivement à des changements orthographiques dans l'orthographe des mots, la dysgraphie étant un changement dans le tracé des lettres. L'étiologie des troubles du langage oral et écrit fait référence aux altérations des déficits auditifs, cognitifs, autistiques, environnementaux ou d'influence, au retard constitutionnel ou isolé du langage expressif, et à d'autres altérations spécifiques du langage.

L'analyse descriptive de ces troubles est basée, respectivement :

1. influence l'acquisition du langage après 6-9 mois, changements observés dans la perte de qualité vocale, suppression de consonnes et modification du son des voyelles. Les sons gutturaux et primitifs persistent encore.

2. Le retard de développement dans l'évolution du langage chez l'enfant est partiellement similaire à celui de l'enfant normal, à un rythme d'involution.

3. Apparition de l'écholalie, persistance inappropriée d'un même thème (persévérance), changements dans la communication non verbale, comportements stéréotypés et répétitifs, intérêts restrictifs et préjudice à la sociabilité.

4. Les éléments qui comportent des risques sociaux et émotionnels.

5. Préjugés et retards liés au pragmatisme et à la compréhension. Dans le cas d'autres changements linguistiques spécifiques, il s'agit d'un diagnostic différentiel d'exclusion.

LA GESTION DES STÉRÉOTYPES

La gestion des stéréotypes est le suivi et l'orientation d'une intervention qui permet de remplacer un comportement moteur par un autre qui est souhaité. Le terme stéréotype vient du grec *steros,* qui signifie solide*, typos,* modèle.

Les stéréotypes sont, par essence, une défense compulsive" (Cantavella et al., 1992).

Ce travail est précis et exige non seulement de la dextérité mais aussi la nature sensible de la situation de l'enfant atteint de troubles du spectre autistique - TEA/Autisme et de ses formes spécifiques d'autorégulation, à travers ces mouvements et la manière dont ces enfants agissent pour s'autoréguler et décharger la tension. Ces mouvements stéréotypés et répétitifs n'ont aucune fonction apparente.

On peut donc dire que ladite répétition, l'insistance et la persévérance dans les mouvements ne doivent pas être éteintes mais remplacées par une action qui a également le même résultat réglementaire que la précédente, mais sans dommage social, c'est-à-dire plus acceptable et qui n'entraîne aucun type d'impact physique nuisible pour l'enfant (automutilation). Utiliser les mains ou les pieds avec des activités compatibles avec des stimuli persévérants est une bonne méthodologie. La planification des activités par PSA - Curriculum a une bonne contingence de réduction des mouvements stéréotypés, persévérants et répétitifs lorsque l'enfant a des activités motrices constantes pour réduire l'anxiété. Les activités manuelles et des membres inférieurs ainsi que la pratique fine réduisent les stéréotypes grâce au développement des exercices moteurs.

La cause de ces mouvements est alors liée au stress, à l'anxiété et à l'irritabilité. La compréhension des relations et de l'étiologie de ces mouvements : ce qui a causé et déclenché la situation de stress en mobilisant les mouvements pour décharger la tension est la cartographie capable d'identifier d'autres façons d'exprimer l'excitation. La réduction de l'attention, qu'elle soit volontaire, dans laquelle le désir volontaire de se fixer sur quelque chose est présent, ou spontanée, avec d'autres stimuli se détachant sur l'attention, rendant l'enfant hypotène, avec la diminution progressive de l'attention, appelée hypoprosexie ou aprosexie, est un facteur nuisible dans l'opérationnalisation de la connaissance dans l'apparition des stéréotypes. Selon Sanger (2010), la durée des stéréotypes est variable et peut s'étendre sur quelques secondes, minutes, voire heures si l'enfant n'est pas distrait par une autre activité.

La compréhension des relations et la réciprocité socio-émotionnelle ajoutées au comportement communicatif sont des critères cliniques pour le diagnostic psychopathologique du trouble du spectre autistique - TEA/Autisme. Connaître l'adhésion et la fixité, qui sont présentées comme l'insistance sur la similitude, l'adhésion inflexible à des routines, des modèles ritualisés de comportement verbal, des schémas de pensée rigides et des intérêts fixes et restreints, l'anormalité et l'intensité et l'attachement à des intérêts peu communs, circonscrits et persévérants, peut avoir pour effet de réduire leurs impacts à partir d'un plan d'action séquentiel d'apparente prévisibilité dans la routine, l'utilisation de règles présentées et comprises précédemment et l'espace avec un environnement structuré, avec des méthodologies d'activités constantes et significatives.

Empêchés de faire appel au langage et sans articulation imaginaire leur permettant de percevoir les choses du monde de la même manière que leurs semblables, ils produisent des symptômes avec leur corps (stéréotypes gestuels, "bercement", "battement" et autres mouvements rituels et répétitifs) dans le but de tenter, par la répétition, de structurer un minimum d'organisation pour leur vie. (SIBEMBERG, 1998, p. 65).

Gestion des stéréotypes			
Point	Stéréotypes	Symptômes	Intervention
1	Ecolalia	Répétition	Itinéraire/technique modèle
2	Flapping	Mouvement des membres supérieurs	Remplacement par des activités souhaitables et socialement acceptables
3	Rocking	Équilibre/jaugeage lui-même/fixation sur des objets circulaires/rotatifs	Micromanagement et comportements de substitution (sports)

Source : Association brésilienne de médecine psychosomatique - MT/2020.

Les actions réglementaires sont également des comportements neuro-typiques. C'est-à-dire que physiologiquement, ils peuvent faire partie de l'acquisition du langage et, aussi, de l'acquisition motrice du rythme et de la démarche, mais ils perdent leur force dans les premiers mois de la vie et ont tendance à disparaître jusqu'à l'âge de 3 (trois) ans, laissant quelques comportements à la recherche de sensations physiques (régulation sensorielle), pendant les années scolaires. Selon Fernandez-Alvarez (2003), les comportements d'autostimulation ont tendance à diminuer à partir de six mois et, selon Thelen (1979), ils disparaissent à l'âge de 3 ans. Ainsi, on peut dire que tourner des objets, friser les cheveux ou même balancer continuellement les jambes sont des comportements que nous adoptons habituellement dans notre vie quotidienne, afin d'atténuer notre anxiété, de réduire le stress et d'évacuer un sentiment de soulagement. Tout comme le claquement des doigts réduit l'accumulation de tension, les mouvements stéréotypés ou les comportements moteurs à caractère répétitif (DSM 5) font partie de l'autorégulation et de la recherche de sensations physiques dans les troubles du spectre autistique.

Les stéréotypes sont donc des comportements moteurs à caractère répétitif, apparemment impulsifs et sans motif (critère A), et sont généralement rythmés par la tête, les mains ou le corps sans fonction adaptative apparente (DSM 5/2013). La fonction de ces mouvements est liée à l'organisation, la tranquillité (calme) et la réorganisation et la multimodalité des boosters. Selon Laver (2001), la multimodalité est l'apparition dans des scènes d'attention conjointe, et implique des composantes au-delà de la parole, comme le regard et les gestes.

Contrairement à la croyance populaire, ce comportement est donc plus courant qu'il n'y paraît. La recherche d'une régulation sensorielle, le soulagement de l'anxiété quotidienne et la réduction du stress, sans parler de l'irritabilité, qui peut résulter d'un stimulus environnemental quotidien, la circulation aux heures de pointe. Quelle serait la différence entre l'enfant atteint de TEA/Autisme et l'enfant typique ?

La réponse serait dans le domaine : fréquence, durée et intensité de ces comportements, ainsi que le niveau d'engagement dans le domaine social, familial, scolaire et professionnel. Le fait que l'enfant exécute ces mouvements sans but apparemment spécifique (il bouge parce qu'il ressent le besoin physique d'exécuter le mouvement) fait que l'accent n'est pas mis sur l'exclusion du stéréotype mais sur son remplacement par un comportement plus souhaitable et socialement accepté.

De cette décontextualisation, on peut déduire le dommage à l'attention de l'enfant (hypoprosexie ou hypoténacité), au moment où l'environnement naturel de l'enfant et la perturbation des performances du comportement moteur. La distraction est donc le résultat de la demande d'autorégulation et de recherche sensorielle, ce qui permet également d'analyser que sa meilleure forme d'intervention est dans cette incursion de la sensation physique. L'Analyse Appliquée du Comportement - ABA a dans ses compétences académiques à développer (personnel/soins, jeu, langage, moteur et social) un ensemble important d'actions réalisées dans le plan d'action séquentiel, avec un curriculum bien adapté, qui permet l'intervention, en vue du remplacement et de la Micromanagement, dans ces situations, avec modélisation, intégration sensorielle, imitation, scripts et stimulation du langage.

L'environnement peut également être conçu de manière multimodale, dans un ensemble d'activités verbales et non verbales qui dépassent la capacité de réception de l'enfant, provoquant une surcharge de sensations et de sentiments dans cette appréhension excessive. La décharge de la tension fait que ces mouvements sont une évasion de cette accumulation de sensations, à la recherche d'une régulation sensorielle. L'hypersensibilité de certains enfants (restriction des couleurs, des formes, des textures, de la nourriture, régime d'évitement, des sons et des tissus). Dans le cas de la recherche sensorielle, c'est le comportement qui insiste sur les diverses expériences sensorielles (sentir, tourner, mordre, fixation dans les lumières, objets circulaires et tournoyants). Il est important de souligner qu'en s'attachant à ces actions et objets qui permettent de décharger son plaisir et son autorégulation, l'enfant intègre ce schéma comme un répertoire de fixation, d'insistance et de persévérance. Ce qui est le plus efficace dans l'ABA, c'est de défaire ce répertoire de fixation, d'intégrer et de réintégrer les comportements souhaitables, de renforcer la réciprocité socio-émotionnelle et la compréhension des relations.

Le Plan d'action séquentiel, avec son programme adapté et semi-structuré ou structuré, a pour fonctionnalité la viabilité des activités d'interaction sociale, la possibilité de nouvelles expériences et d'espaces diversifiés pour accroître le répertoire de connaissances spécifiques en vue de leur généralisation ultérieure et de la substitution de comportements stéréotypés indésirables et nuisibles pour les enfants. Il est important de souligner que les activités d'intervention doivent être séquencées et détaillées. Tout travail qui est d'une extrême et violente perturbation a l'effet inverse, permettant d'augmenter la FID du domaine - Fréquence, Durée et Intensité.

Les actions ritualisées sont également appelées répétitives et sont le résultat de mouvements moteurs excessifs, d'un comportement communicatif et d'une conscience posturale. Les mouvements d'autorégulation en TEA/Autisme ont une fonction de réorganisation et de traitement et d'opérationnalisation des sensations physiques. Cette régulation sensorielle s'ajoute à une décharge de plaisir personnel, soulageant l'excès de stimuli et réduisant le stress et l'anxiété, elle contribue donc au moment où elle se calme et se réorganise.

Point	Actions répétitives ou ritualistes
1	Tournez autour de vous - Faites tourner des objets ou tournez autour de votre axe
2	Fixation sur des objets qui tournent ou qui sont lumineux
3	Équilibre des membres supérieurs - mains et bras et avant-bras
4	Mouvement des mains devant le visage ou les yeux
5	Répétition continue des sons ou d'une partie des mots
6	Équilibre corporel en avant et en arrière
7	Passer d'un côté à l'autre sans aucune contingence
8	Agitation des membres inférieurs - pieds et jambes (en croix)
9	Marcher sur la pointe des pieds ou avec le talon hors de la surface
10	Sauter, courir et sauter fréquemment, intensité et durée de manière apparente
11	Claquer des doigts ou même casser d'autres parties du corps

Source : Association brésilienne de médecine psychosomatique - MT/2020.

Les stéréotypes peuvent être une décharge de plaisir personnel, d'autorégulation et de recherche de sensations physiques, mais il est important de souligner qu'une fréquence importante d'autostimulation provoque une aprosexie et une hypoténacité globale, car l'attention est affaiblie du fait que l'enfant est concentré sur des actions répétitives ou ritualisées, répondant de manière significative aux stimuli internes, et que les contacts sociaux sont altérés par les stéréotypes, réduisant la potentialité des relations sociales et l'interaction avec le milieu environnant. Que faire alors ? L'intervention la plus efficace se situe dans le PSA/Curriculum qui potentialise les compétences académiques le pont pour prévenir et réduire les actes répétitifs, remplaçant ainsi les stimulants, par des comportements souhaités et socialement acceptés, c'est-à-dire qui répond aux fonctions sociales pratiques et aux aspects de la régulation sensorielle : "calmer, réguler et réorganiser".

Gestion des stéréotypes			
Des normes restreintes et répétitives			
Point	Contexte	Symptômes	Récit
1	Pas verbale	Rocking	Tournant sur lui-même (axe propre)
2	Visuel	Intérêts fixes	Fascination visuelle par les lumières et les objets en rotation en mouvement.
3	Pas verbale	Flapping	Mouvement des membres supérieurs et actes moteurs répétitifs avec les mains.

Source : Association brésilienne de médecine psychosomatique - MT/2020.

Le PSA/Curriculum a dans l'évaluation fonctionnelle une excellente méthodologie de planification pour la détermination d'un comportement. Les méthodes de conduite de l'évaluation fonctionnelle (évaluation indirecte, observation directe et manipulations expérimentales) permettent une systématisation importante du suivi de la gestion des stéréotypes avec des informations périodiques, l'occurrence anticipée du comportement problématique, la description du comportement et l'occurrence après le comportement. Dans l'espace "Comportement", les comportements cibles et problématiques seront décrits, et dans l'espace "Contexte" devrait figurer le contexte hypothétique, avec les lacunes en matière de connaissances (espaces pour l'ajout de résultats). L'enseignement consiste à la fois à enseigner et à apprendre, en tant que pratique critique, sociale et complexe entre l'enseignant et l'apprenant. Dans le cas de la gestion des stéréotypes, les comportements substitutifs doivent correspondre à la recherche sensorielle physique et à la fonction sociale de l'activité proposée dans le programme d'études, par le biais de scripts élaborés et d'une micro-gestion de l'introduction d'activités quotidiennes pouvant répondre aux besoins sociaux des enfants. Dans ce cas, le renforcement positif est important, mais doit être varié.

<table>
<tr><td colspan="4" align="center">Gestion des stéréotypes</td></tr>
<tr><td colspan="4">Mouvements moteurs : utilisation d'objets de manière inappropriée ; discours stéréotypé ou répétitif, écholalie et phrases idiosyncrasiques ; stéréotype moteur simple, alignement de jouets ou rotation d'objets - Critères de diagnostic B1 - DSM 5(2013).</td></tr>
<tr><td colspan="4" align="center">Causes</td></tr>
<tr><td align="center">Point</td><td align="center">Contexte</td><td align="center">Nature</td><td align="center">Comportement d'intervention/rem placement</td></tr>
<tr><td>1</td><td>Stimulation sensorielle altérée - Critères diagnostiques B4 - DSM 5 (2013).</td><td>Hyper ou hyperréactivité - Déficit de nature physiologique qui rend impossible la réception, le décodage, la réception et l'expression de stimuli sensoriels. Stimulations sensorielles d'un intérêt inhabituel pour les aspects sensoriels ; indifférence apparente à la douleur/température ; réaction contraire aux sons ou aux textures et fascination visuelle pour la lumière ou le mouvement.</td><td>Scénario, microgestion (désensibilisation) et comportements de substitution.</td></tr>
</table>

2	Restriction dans le répertoire des enfants (réciprocité socio-émotionnelle ; comportement communicatif et compréhension des relations). Critères diagnostiques A1 et A2 et A3 - DSM 5 (2013)	Approche sociale anormale, réponses sociales altérées, partage réduit des intérêts et des affections, communication verbale altérée, variation du déficit de communication verbale et non verbale mal intégrée à l'anomalie.	Remplacement par des activités souhaitables et socialement acceptées - jeux divers et interdisciplinaires entre verbal, non verbal et paraverbal (connaissance de soi).
3	Ritualisation des comportements répétitifs (insistance sur la similitude et les intérêts fixes - critères diagnostiques B2 et B3 - DSM 5 (2013).	Adhésion indéfectible à des routines ; schémas de comportement verbal ritualisés ; schémas rigides de pensée et de consommation quotidienne du même aliment ; intérêts restreints, anomalie et intensité et concentration ; attachement à des objets inhabituels, intérêts circonscrits et persévérants.	Micromanagement et comportements substitutifs (sports) - blagues.

Source : Association brésilienne de médecine psychosomatique - MT/2020.

Gestion des stéréotypes
Des normes restrictives et répétitives
Comportement moteur de bascule - objets en rotation ou intérêts inhabituels pour les choses en mouvement de rotation - Mouvements moteurs - Critères de diagnostic B[1] - DSM 5 (2013).
Intervention visuelle - Utilisation de cartes ou d'images avec la toupie. Des enfants jouent au ciranda. Image d'un scooter et échange d'indices et de codes visuels pour le décodage de l'image.
Intervention : ABA/capacité académique Jouer, ABA/capacité académique et ABA/capacité motrice académique.

Présenter comme HB la toupie et interagir avec l'enfant afin qu'il y ait une fonction sociale liée à l'activité. En jouant le deuxième jeu de ciranda-cirandinha, développer la coordination motrice de la praxie fine (se tenir la main) et de l'équilibre, attribuer au jeu une fonction de socialisation et de réciprocité socio-émotionnelle, ainsi que fredonner la chanson, développe le HL, par contact visuel et par la répétition/imitation. Présenter le bambolê, qui serait à la fois pour le *balancement* et le *battement des* mains (avant-bras), étant spécifique au jeu de *battement de* lego ou puzzle pour l'efficacité neurologique.

Domaine : IDE - Le domaine est de caractère courant, étant donné qu'il est de fréquence inconstante. Elle peut apparaître fréquemment ou dans des situations de stress ou d'excitation. Les stimuli exceptionnels sont responsables de la nécessité de gérer l'anxiété, le stress, l'irritabilité, l'excitation et d'autres besoins de stimulation sensorielle.

Point	Contexte	Symptômes	Récit
1	Pas verbale	Rocking	Tournant sur lui-même (propre essieu) / Activité motrice intense.
2	Visuel	Intérêts fixes	Fascination visuelle par les lumières et les objets en rotation en mouvement / activités subtiles.
3	Pas verbale	Flapping	Mouvements des membres supérieurs et actes répétitifs moteurs avec les mains / manipulation d'objets.

Source : Association brésilienne de médecine psychosomatique - MT/2020.

PSYCHOSOMATIQUE ET PSYCHOMOTRICITÉ

La compréhension de la santé et de la maladie binomiale relationnelle en psychosomatique est tout à fait distincte de la psychopathologie de nature opérationnelle-pragmatique. Le concept de sujet biopsychosocial est très pertinent lorsqu'il s'agit de traiter le sujet qui a la maladie et non la maladie qui affecte le sujet.

Ainsi, les études en psychosomatique fondent leurs prémisses de base sur leur concept et leur utilisation pratique, qui remonte aux principes d'Hippocrate. Mais comment définir la psychosomatique ? Le concept nucléaire est relationnel car il s'agit d'un système composé de trois sous-systèmes : l'esprit, le corps et les relations sociales.

La nouveauté de cette étude réside dans le sens pratique-utilitaire et transdisciplinaire de la relation entre l'esprit, le corps et les relations sociales. Il est important de souligner que le tronc de ses lignes directrices est l'endoctrinement médico-clinique, bien que son caractère transdisciplinaire ait été largement présenté, principalement dans la saisonnalité des transformations sociales de ce mouvement pandémique (2020) et dans la mobilisation de la dialectique du sens des sciences humaines.

Je commence la discussion sur la psychosomatique par le pôle cérébral, qui est, selon notre nord de l'étude psychosomatique, la plus petite partie constitutive de ce roman, mais il est nécessaire de comprendre le fondement des neurosciences pour se rapporter à cette imbrication constitutive des équilibres et des significations humaines et, indissociablement, relationnelles. Je dirais donc qu'il y a une piste qui mène au tissu qui sera établi et formé, selon sa constitution imbriquée dans la subjectivité humaine.

Dans l'orientation du cerveau, nous avons donc les neurones, qui sont les cellules cérébrales/nerveuses constitutives du cerveau. Ce sont ces cellules qui, par l'intermédiaire des neurotransmetteurs, communiquent, permettant nos actions et nos attitudes. Il est important de préciser que la psychosomatique est un système qui présente trois sous-systèmes : l'esprit, qui est interne et d'introjection et d'intériorisation, le corps (motricité/psychomotricité) et les relations sociales, c'est-à-dire que c'est dans cette interrelation que nous basons notre ligne de pensée et élaborons nos considérations.

Les neurotransmetteurs sont des substances produites par les neurones. Lorsque l'axone du neurone présynaptique est excité, les neurones sont libérés. Lorsqu'ils sont libérés, les neurones se déplacent à travers la synapse vers la cellule qui sera excitée ou inhibée. Lorsqu'il y a une perte, un excès ou un dysfonctionnement quelconque, ce déséquilibre de la production est la principale référence pour des troubles tels que la dépression. Nous citons la dépression comme faisant partie d'une structure psychique (névrose) et non comme un trouble pour l'élaboration psychopathologique et diagnostique d'un cas spécifique.

Ainsi, dans la constitution du cerveau, nous avons les neurones qui, s'ils ne réagissent pas comme ils le devraient, provoqueraient une dépression. Il existe plusieurs possibilités de réactions indésirables allant d'expériences stressantes et traumatisantes à l'abus d'alcool et de drogues, en passant par la prédisposition génétique, la mélancolie et les maladies du cerveau, qui sont difficiles à détecter.

Le contexte suggère la maladie comme une situation traumatisante et dégradante, mais c'est à partir du moment où l'organisme a accès à l'information que l'usure physique commence. Un exemple de cela est ce que nous appelons le stress, ayant la possibilité d'avoir pour origine une dépression, entraînant plusieurs symptômes parmi lesquels, l'ulcère et la gastrite.

L'anhédonie, qui est la perte de la capacité à ressentir du plaisir, ainsi que l'avolution et l'émoussement émotionnel sont des caractéristiques de la dépression, le manque de volonté à faire les choses de la vie quotidienne, le manque d'appétit, l'insomnie et le découragement, ainsi que l'hypersomnie et l'augmentation de l'appétit sont des symptômes qui apparaissent lorsque le processus dépressif est déclenché.

Un autre symptôme de ce processus est l'élaboration de pensées négatives et les symptômes d'obsession et de compulsion. Cette combinaison de symptômes issus de plusieurs troubles a un effet systémique, qui, parce qu'il est diffus, devient difficile à contrôler et à suivre son étiologie, rendant ainsi sa relation de cause à effet cachée et difficile.

Nous continuerons notre orientation à partir de la dépression, qui suit ce genre de cheminement symptomatique. Le stress fait place à l'anxiété, voire s'articule avec elle, entraînant des crises de panique, des palpitations, des reflux, des sueurs et des maux de tête sans fondement clinique apparent. Il est important de souligner que le fait qu'aucune explication clinique ne soit trouvée ne dispense pas de l'évolution des signes et symptômes, rendant ainsi l'identification d'une origine ou d'une étiologie encore plus diffuse.

Cette absence de point spécifique, avec cette caractérisation dans plusieurs parties du corps donne de l'espace au cycle intestinal de la constipation (constipation intestinale) et des selles fréquentes. Dans ce cycle, il y a également un changement dermique et un affaiblissement des cheveux et des ongles. La présence d'éléments qui, de manière concaténée, déclenchent d'autres symptômes et l'usure dénote une complexité clinique.

Bien qu'il existe des tendances qui soutiennent une forme particulière de traitement, en vue de fonder la psychosomatique sur l'analyse d'un seul système lié à trois sous-systèmes : le corps, l'esprit et les relations sociales, l'orientation est une forme combinée de traitement et d'interventions, qui ont pour direction le sujet et non la maladie ou le trouble qui l'affecte.

Les causes sont traitées par des séances, des analyses ou des thérapies, qui peuvent être psychanalytiques marquées par les sept écoles de pensée (Freud, Lacan, Bion, Klein, Winnicott, Hartman, Kohut) et l'objet de la psychanalyse (inconscient) ou des dispositifs (complexe d'Oedipe, narcissisme et stade du miroir), en vue des contenus traumatiques vécus dans l'enfance et des réminiscences (expérience sensible transposée au monde des idées).

MÉCANISME DE FORMATION DES SYMPTÔMES : LE CERVEAU

Dans la plupart des situations traumatisantes, le contexte du patient est responsable du début du processus stressant, cependant ces causes exophores/externes (dégradantes) donnent lieu à un déséquilibre de l'activité biochimique du cerveau.

Dès ce début, l'organisme assume l'usure et la maladie peut s'étendre à d'autres organes importants et le processus de la maladie évolue. La glande pituitaire, en conjonction avec l'hypothalamus et l'amygdale, reçoit les informations sur les dangers et améliore la vigilance. Les informations échangées entre eux donnent lieu à la transmission d'impulsions et de drapeaux chimiques.

L'alerte est atteinte par les glandes surrénales qui, en réaction, libèrent le neurotransmetteur adrénaline ou épinéphrine, qui est une hormone sympathomimétique et a pour fonction de préparer le corps à l'effort et aux grandes activités qui demandent une dépense d'énergie excessive, avec une accélération marquée des battements du cœur.

Après l'augmentation du rythme cardiaque, c'est le moment de l'effort des poumons pour oxygéner le corps et suivre le rythme de l'accélération cardiaque. Ce travail supplémentaire provoque le clampage des cellules nerveuses pour la libération de la noradrénaline.

La noradrénaline ou norépinéphrine est également une hormone synthétisée par la glande surrénale. Lorsqu'il est libéré, ce neurotransmetteur aiguise les sens, les laissant hypersensibles et provoquant la réaction de tension musculaire. Lorsque les muscles sont tendus, la maladie apparaît, car la digestion peut devenir plus lente et ainsi entraver le processus digestif.

Cette augmentation des niveaux d'hormones n'est pas toujours établie, plus tard le problème qui avait une origine externe peut être résolu, il y a diminution des niveaux d'hormones.

Même avec la baisse des niveaux d'hormones, les artères peuvent être endommagées par la fréquence et l'intensité des crises continues entre la quantité de production d'hormones et l'usure par un effort organique excessif.

Dans ce processus néfaste des artères, on cite encore l'affaiblissement des fonctions cognitives et de la masse osseuse. Il est important de souligner que ce cycle souffre d'une interférence constante de l'environnement et de la façon dont le système immunitaire du patient réagit, ainsi que de son profil et de ses conditions physiques.

Il existe des besoins vitaux qui nous permettent de continuer à vivre même lorsque nous sommes fatigués ou sans attente claire d'atteindre un objet extérieur. Contrairement à ce que l'on pense, les exigences de la vie ne proviennent pas de ce que nous voulons dans le monde extérieur, c'est-à-dire de nos aspirations matérielles. Cela ne nous rend pas mélancoliques. Ce qui exige de nous un pouls vient de l'intérieur.

Les exigences de la vie sont pincés de l'intérieur et des besoins vitaux de l'existence. La voie de décharge est liée au principe du plaisir et vient de l'intérieur du corps. Pour Freud, dans son ouvrage Pulsões e Destino das Pulsões (1915), les exigences que la vie nous impose proviennent principalement de l'intérieur du corps et des besoins vitaux correspondants.

"Le pouls nous apparaîtra comme un concept situé à la frontière entre le mental et le somatique, comme le représentant psychique des stimuli qui proviennent de l'organisme et atteignent l'esprit, comme une mesure de l'exigence faite à l'esprit de travailler en conséquence de sa connexion avec le corps" (FREUD, 1925, p.127).

La source du pouls est endogène et est également appelée source de l'intérieur du corps en raison de sa constance et de son action résultant de l'échec du mécanisme réflexe à traiter les facteurs externes du désir et de la façon dont celui-ci pourrait être modulé avec le désir interne.

Les expériences et les vicissitudes de notre corps sont inscrites mentalement et les névroses sont des réponses aux inscriptions et aux exigences du travail pour maintenir l'équilibre et la pacification. C'est à la limite entre le somatique et le psychique que s'installe le pouls.

Freud (1915) affirme que le pouls est le représentant psychique des stimuli qui viennent de l'intérieur du corps et atteignent la psyché, comme mesure des exigences de travail imposées au psychique en conséquence de sa relation avec le corps.

L'expérience de la satisfaction est le point de départ pour traiter l'accumulation d'énergie provenant des besoins somatiques et des activités psychiques. Cette accumulation doit être libérée et c'est à partir de l'expérience de la satisfaction que nous proposons une ressource possible pour développer des fonctions que nous traitons comme cognitives : mémoire, attention, pensée, raisonnement, capacité de résolution de problèmes.

Cette expérience est en cours de maturation progressive et expérientielle, elle n'est pas acquise de manière abrupte et complète. Son efficacité réside dans la constance et se manifeste par la planification, l'exécution, la compréhension, le stockage et la reproduction, des actions qui peuvent être modifiées pour répondre à la multiplicité des situations et des contextes pluriels.

MÉCANISME DE FORMATION DES SYMPTÔMES : L'ESPRIT

La dépression se situe dans la névrose, qui fait partie des instances psychiques constituées par le cadre de la métapsychologie freudienne. La névrose a pour objet le recalcul, la psychose, l'exclusion et la perversion du déni. Ce présupposé présente la position paternelle dans les relations présentées dans la théorie freudienne.

La dépression peut devenir une économie libidinale du nouveau siècle, compte tenu du transfert rare ou vide vers l'objet extérieur, c'est-à-dire que l'investissement est transféré vers l'ego, au service de la non-réalisation.

L'apathie, l'anhédonie et l'évolution sont de nouvelles formes de perception d'une identification qui persiste à ne pas serrer la pensée, éloignant le dépressif des conditions de vie humaines exigeantes. Cette évasion des vicissitudes de la vie quotidienne tourne en dérision leurs énergies et compromet leur investissement libidinal dans l'objet extérieur.

Cette attitude défensive provoque la paralysie et l'isolement, ne provoquant pas la disposition d'excitabilité et mettant en réserve toute l'énergie vitale qui sera inhibée et perdue dans la canalisation et l'investissement personnel.

L'Organisation mondiale de la santé (OMS) affirme que d'ici 2020, la dépression sera le plus grand facteur d'invalidité, avec un impact maximal jusqu'à ce que les maladies qui affectent le corps avec des dommages parfois irréversibles comme le diabète et l'angine de poitrine.

Fleck (2009) considère que la dépression est plus nocive que l'angine, l'arthrite, l'asthme et le diabète. Cette manière voilée de paralyser, d'abaisser et de vider les attentes du sujet en ce XXIe siècle reçoit de plus en plus d'adeptes et d'efforts pour les médias numériques et les fabuleuses relations humaines subjectives.

Le traitement et la visibilité de cette maladie alternent entre nosologique et nosographique, comme la psychothérapie axée sur les causes et la pharmacothérapie qui a pour fonction de réguler et de corriger le métabolisme des neurotransmetteurs, c'est-à-dire effectuée en fonction des symptômes.

Le DSM 5 et la CIM 10 ont une manière descriptive d'articuler ces symptômes à d'autres troubles de l'esprit, et il est possible de vérifier la somatisation ou même l'évolution des symptômes d'une image à l'autre. Une description nosographique n'est pas l'objet de la psychosomatique et la connaissance et la reconnaissance des signes et symptômes sont des références variables dans l'analyse des données psychopathologiques, ce que nous appelons des résumés de données.

L'analyse psychanalytique réfute l'idée d'une structure unique et cristallisée avec une verticalité dans l'évolution du symptôme dépressif. Dans l'appareil psychique, on peut percevoir de l'identité de la pensée à l'identité de la perception un ensemble de biais et de diffusion dans l'ensemble des signes et symptômes du processus dépressif. On connaît donc sa cause interne et dans ces variétés de diagnostics psychopathologiques, qui sont fluctuants et intermittents.

La compréhension de la théorie psychanalytique et l'opérationnalisation de tous les objets des sept écoles psychanalytiques nous permettent d'affirmer qu'il n'y a pas de singularité dans le processus dépressif et que cette maladie est polysymptomatique et distante, zigzaguant dans des directions dispersées. En d'autres termes, la dépression est plurielle.

À titre d'exemple, on peut dire que la dépression est étroitement liée aux états névrotiques, les psychotiques restant inflexibles et inchangés. Les signes et les symptômes enveloppent à l'*infini* le sujet par l'annulation du désir, qui devient inutile pour faire des choses simples dans la vie comme prendre un bain, regarder son film ou écouter sa musique préférée et savourer son plat préféré.

L'apathie, le manque d'humeur, le manque de faim et le manque de fantaisie font partie des symptômes. Les personnes dépressives sont névrosées et les névrosés dépressifs n'aiment pas vivre. Ils ne voient que la douleur dans la vie et passent leur temps à se reprocher de ne pas ressentir de plaisir et de ne pas donner de plaisir. Cela martyrise et corrode. C'est pourquoi la douleur est physique et plurielle et constitue le corps entier.

Il y a une action et une réaction dans ce que l'on attend des attitudes d'un sujet à l'égard des expériences vécues. Dans ces relations, seul le désir déplace et dynamise l'appareil psychique. Si le blocage dans l'investissement libidinal ou le désir se fait rare, le mouvement psychique perd son rythme. Désirer quelque chose fait partie du phénomène qui met l'appareil psychique en rotation, et dans cette diminution de l'investissement pulsionnel, le carburant capable d'animer les expériences devient insuffisant et donc la roue cesse de tourner.

Selon Freud (1900), seul le désir est capable de mettre l'appareil psychique en action. L'expérience primordiale fait référence aux réminiscences des expériences du bébé qui persistent encore dans notre corps, gravées dans la mémoire psychique. Les prototypes sont la faim et le sein, le but étant la recherche de la satisfaction de cette première expérience de plaisir.

C'est dans la rencontre entre le besoin et l'autre que la tension se dissipe et que le plaisir s'installe. Cet autre est ce qui fait le rôle de promoteur de cette première satisfaction et de réalisateur de la fonction de soins primaires et de protection. Le suivi mental ou facilitation est la répétition de cette activité qui se satisfait dans tout le processus de constitution de la contemplation d'une identité perceptive, qui est aussi hallucinatoire.

Freud la traite comme une hallucination, car l'insistance sur l'atteinte de l'identité perceptive permet l'investissement exhaustif dans la représentation de cette expérience primale conduisant à une confusion de la perception des sens, avec des signes qui renvoient à des sens qui ne sont pas réels dans ce qui renvoie à la temporalité de l'événement, mais qui sont dans la mémoire du discours recalculé du sujet. Le trait imagé laissé par l'expérience de la satisfaction, il se temporise dans l'actualisation du dicton, qui est une action, mais ne cesse de se fondre dans l'acte hallucinatoire.

Le sujet ne ressent pas le même plaisir, mais il est satisfait de la mise à jour correspondante de cette expérience, et commence à demander réparation du préjudice. Dans ce jeu de conformation, il n'y a pas de gagnants. La marque mnésique fait référence aux réminiscences de ce support qui s'inscrit dans la mémoire comme une image dans la portée de ce qui sera le réel de l'impossible. Cette satisfaction est hallucinatoire et entraînera l'échec de l'investissement pulsionnel, car il en résulte une confusion mentale et une confrontation entre le désir et le besoin.

Le corps ne se contentera pas de l'image, il désire le matériau et ce mouvement ne pourra pas répondre à ce besoin, d'où l'expérience de l'impuissance. L'usure de l'investissement dans cette expérience d'image qui ne suffira pas à nourrir le corps est inutile, mais elle ruine l'investissement qui produirait la satisfaction de la libido.

Dans le sens inverse de l'identité de perception, avec un cheminement hallucinatoire de satisfaction du désir, émerge la faculté de pensée qui, par canal indirect d'accomplissement de cette expérience de satisfaction, caractérise ce qu'on appelle l'identité de pensée.

Le deuil de Freud (Deuil et mélancolie, Freud, 1917) est une cause d'appauvrissement relatif de soi et d'inhibition du mécanisme de l'équilibre topographique, qui ne nourrit qu'une des instances du sujet. Les réactions à la perte sont de nature idéale ou matérielle. En ce qui concerne la mélancolie, on peut associer les différents biais traversés dans la description phénoménologique freudienne du processus de deuil.

Dans ce voyage, il y a l'appauvrissement du moi affaibli par l'objet perdu, qui, lorsqu'il n'est pas caractérisé, est dépersonnalisé. Il est important de confirmer que de ce point de vue, la structure psychotique est très similaire aux symptômes de la mélancolie, même si c'est un sujet très délicat, nous commençons ici à utiliser la ligne freudienne du raisonnement clinique qui consiste à aborder la mélancolie avec la psychose.

Le plus complexe dans le processus de deuil et de mélancolie est de comprendre que l'objet perdu n'apporte pas de douleur, mais qu'il pince plutôt le processus de deuil pour le remplacement de cet objet, sans la conscience de l'identité de la pensée. Pour Freud, la chose douloureuse n'est pas la perte de l'objet, mais le dur travail de deuil et son hypersensation de connexion à la représentation de l'objet perdu. Dans ce cas, c'est la douleur de la connexion qui exige un hyperinvestissement et non la douleur de la séparation, ce qui fait mal ce n'est pas de se séparer mais de s'attacher de plus en plus.

Nous avons lancé la distinction apparente et décisive pour la clinique de la dépression dans les concepts élémentaires entre la perte et le manque. La défense est dans une relation narcissique constante pour surmonter le processus dépressif et la substitution qui en découle, en tant qu'élément propulseur du processus de guérison. Dans le manque, nous avons ce qui est le moteur propulseur du désir de vie et dans la perte l'incursion dans l'identité perceptive de la connexion à l'objet perdu. Outre l'antidote de la perte, il n'y a que la représentation substitutive du manque.

LE *CAS* ET LES ANTÉCÉDENTS MÉDICAUX ILLUSTRATIFS

Les activités de suivi clinique se réfèrent aux actions de prévention et d'intervention, avec diagnostic psychopathologique, des signes et symptômes en évolution. Ce sujet est initié par la présentation d'un fragment d'histoire clinique décrit par Bottura Jr (2009, p. 87), l'un des plus utiles diffuseurs de psychosomatiques au Brésil, président de l'Association brésilienne de médecine psychosomatique - nationale.

Cas 01

Le rapport a été fait selon un ordre temporel. Il met en lumière la situation vécue par le médecin nouvellement diplômé Olimpio, qui, même en ayant une vie professionnelle intense et dynamique, se serait rendu à la banque pour renouveler un prêt qu'il n'avait pas pu rembourser.

(...)

Dans le bref instant où il était sur le banc, Olimpio a remarqué l'entrée d'un autre médecin qui, en s'adressant au directeur, reçoit l'instruction de s'asseoir également dans la petite salle d'attente. Olimpio s'est dit : "Quel médecin élégant et bien habillé celui-ci va déposer", et a été intimidé sur la chaise.

(...)

Olimpio a eu très peur quand il a réalisé qu'en plus de tout, il portait encore les chaussures changées, bien que blanches et semblables, elles étaient de paires différentes.

(...)

"L'autre médecin a tiré la conversation, et alors Olimpio n'était plus incognito. Après quelques minutes de bavardage, l'autre a commencé à se plaindre de la situation, disant qu'il était là pour prolonger un paiement. À ce moment-là, notre Olimpio inquiet et secoué respira à nouveau et pensa : "Bien, je ne suis pas le seul !", mais il n'avait pas enlevé son pied de la table. "

(...)

Olimpio a quitté la banque soulagé, puis a renouvelé le prêt. Cependant, il pensait que tout le monde regardait ses pieds avec leurs chaussures changées. La seule façon de passer inaperçue était de marcher plus vite.

DISCUSSION

Les dialogues internes se réfèrent à *toute action de l'être humain, chaque mouvement, consiste en la représentation d'un dialogue interne. (BOTTURE, 2009, p.69).* Pour que ces dialogues internes soient équilibrés, il est indispensable que la connaissance de soi, l'auto-évaluation et l'identification des émotions et des sentiments permettent une opérationnalisation de ces sentiments et aussi leur expression.

L'évolution exige que nous soyons constamment en équilibre. Ces processus de vidange et de remplissage sont intensément liés aux concepts d'idéal de perception et de pensée. Dans cette orientation, c'est à partir des expériences stressantes que l'on en vient à comprendre, à travers les malaises et les vicissitudes, les expériences de satisfaction.

La pire façon de gérer ces relations d'équilibre et de déséquilibre est d'investir de façon libidinale dans des défenses malavisées. La réaction indue à l'événement ou à la situation stressante est qu'elle provoque une série de réactions qui déclenchent d'autres effets négatifs et des biais.

LES DISPOSITIFS MÉDICAUX

MODERNITÉ PREMIÈRE CLINIQUE		
1953 – 1970 **La première clinique de Lacan**	Un analyste qui reflète les critiques	Le freudisme classique
1. Paternité	Orientation des pères/parents	Complexe Oedipe
2. Jerarquisation	Hiérarchie/soumission	Le Surmoi
3. Intercommunication	Dialogue/face à face	Alliance thérapeutique
4. Rationalisation	Raisonnement anti-syncrétique	Autres
5. Universalisation	Vérité établie / fait	Je suis censé savoir
6. Inertisation	Statique/imobile	Résistance
7. Analyticité	Évaluation/analyse	Symptôme difficile
8. Formation	Attraction/formation	Méthodologie
9 Verticalisme	Autorité/vide	La spécularité
10. Tribulation	Difficulté/adversité	Répression

Source : École de santé en médecine psychosomatique

MONDIAL DEUXIÈME CLINIQUE			
	1970 – 1981 Deuxième clinique Lacan	**Un analyste qui reflète les critiques**	**Lacanisme**
1.	Changer	Alterité	Calcul collectif
2.	Dissipation	Réversibilité	Des différences radicales
3.	Intradiscourse	Internalisation	Monologues articulés
4.	Accessibilité	Partage	Résonner
5.	Flexibilité	Mobilité	Certitude
6.	Connectivité	Relationnel	Interactif
7.	Empatibilité	Altruisme	Responsabilité
8.	Probabilité	Vicissitudes	Expériences
9	Horizontalisme	Dimensionnalité	Ordre horizontal
10.	Itération	Renseignements	Opportunité

Source : École de santé en médecine psychosomatique

SIGNIFICATIONS ET DÉMISSIONS PSYCHOSOCIAL			
	Expériences Echappement / Satisfaction	**Dispositifs**	**Émotions et sentiments**
1.	Comportement manifesté	Soi : exhibitionniste grandiose / spéculaire et tripolaire	Perception d'un danger réel ou imaginaire (peur) / Manifestation psychique en réponse à un malaise émotionnel en réponse à un traumatisme.
2.	Significatif et résigné	Elaboration psychique / Narcissisme primaire / Radio-miroir / Objet a.	Auto-évaluation et connaissance de soi ; idéal de perception et idéal de pensée ; reconnaissance d'images ; absence et traversée de l'angoisse par le désir.

3.	Réminiscenc es et significations mémorables	Gestion clinique : transfert, pouls, inconscient et répétition.	Sentiment de répétition cyclique perpétuelle et stressante. Réaction négative en tant que défense inadéquate face à une expérience stressante ou une phobie et à la difficulté de reprendre des activités simples.
4.	Deuil et mélancolie	Structure quaternaire/désir (manque) /objet a.	La peur, la colère et la tristesse et leurs sentiments respectifs. (Angoisse, stress, anxiété, solitude et insécurité).
5.	Résultat	Narcissisme primaire, Amour objectif, Complexe d'Oedipe, Au nom du Père, Castration.	Reprise des sentiments et émotions infantiles inhérents à la vie infantile et ses compositions d'élaboration psychique.
6.	Représentati ons d'images	Nœud borroméen/réel, symbolique et imaginaire.	Des significations constituées de significations. Les idéaux de perception et leurs représentations idéologiques ou symboliques.

Source : École de santé en médecine psychosomatique

Le concept de psychosomatique se rapporte aux trois piliers articulés et dynamiques (esprit, corps et relations sociales), car il est compris par interaction sociale et même si le concept évolue pour englober les domaines les plus distincts de la connaissance humaine et technologique, on peut dire qu'il est de nature humaine l'indissociabilité de l'esprit, du corps et des relations sociales. C'est dans la représentation concaténée entre Psychogène, Psychologie médicale et Anthropologie médicale que les éléments primordiaux de ces courants psychosomatiques sont mis en évidence.

L'analyse transférentielle et contre-transférentielle dans un scénario biopsychosocial en médecine psychosomatique permet d'appréhender le traitement de la maladie comme une structure pathologique, mais la dimension psychique du patient doit être intégrée. La psychosomatique a débuté dans les années 1950, et il est important de souligner la mobilisation des professionnels de la médecine qui étaient des caudatários des études de psychanalyse et qui vivaient dans les villes de São Paulo et de Rio de Janeiro.

Il est important de souligner que la psychosomatique n'est pas la découverte d'une nouvelle voie dans le domaine clinique mais seulement la reprise d'une discussion entre les professionnels de la santé qui avaient dans leur pratique un *modus operandi* relationnel entre l'idéal du corps et de l'âme dans les études qui étaient orientées vers la recherche de la guérison et la minimisation des symptômes éminemment pathologiques et de la structure somatique.

L'affirmation que la directive la plus consolidée de la Psychosomatique est une réorganisation dans la manière de voir la pathologie qui affecte l'organisme et de l'action thérapeutique centrée sur le sujet malade est la racine d'une lentille de la clinique centrée sur l'homme comme sujet constitué par l'histoire, son développement social, anthropologique, philosophique et dialectique.

Le précepte singulier de la psychosomatique est basé sur la focalisation du sujet qui a une maladie et sa nature biopsychosociale et non sur le biologicisme de la maladie qui affecte le sujet. On peut dire que la psychosomatique serait une nouvelle version de l'investigation de la pathologie, de la manière d'analyser la personne qui présente cette pathologie et sa relation avec la thérapie utilisée dans le traitement.

L'utilisation pragmatique de la psychanalyse en psychosomatique est due à l'apport irréfutable de l'inclusion de la libre association, comme acte de dire ce que l'on ressent et ce qui dérange le patient dans la scène clinique et comment le symbolique (le mot) peut dénoter une nouvelle perspective de la pathogénie.

Cette approche a attribué aux processus oniriques, aux fantasmes, aux actes et aux impulsions erronés, la réception nécessaire de la constitution des sens du sujet dans sa vie quotidienne. La maladie ne serait plus la mémorable des significations. Cette affirmation serait le rôle de la lumière, de l'ombre et de la pénombre dans une analyse du principe de la propagation rectiligne de la lumière dans sa métaphore par le processus de guérison.

PSYCHANALYSE ET PSYCHOMOTRICITÉ

La compréhension de la nature dynamique du symptôme dans une optique psychanalytique de matrice culturelle passe par une incursion historique, comme la constitution du sujet touché par le symbolique, l'histoire, le réel du langage. Destutt par Tracy (1801), en définissant l'idéologie comme la relation de l'homme avec le médium, a imprégné le terme d'une idée positive, puis Bonaparte, Marx et Engels ont tenté de renverser cette logique. Althusser, Pêcheux, Foucault et Ricoeur ont analysé le discours sous une lentille matricielle et catalytique, contribuant à cette tessiture d'éléments interconnectés teintée par la compréhension qui extrapolent une pensée restreinte de masquage de la réalité. Il est impossible d'échapper à l'idéologie, car elle nous constitue ; elle opère pour nous et sur nous.

"Ainsi considérée, l'idéologie n'est pas une dissimulation, mais une fonction de la nécessaire relation entre la langue et le monde" (ORLANDI, 1999, p.47).

Lorsqu'on parle de Psychanalyse, une telle étude est immédiatement liée à Freud, puisque c'est en elle que se fondent tous les préceptes référencés par l'étude de l'inconscient. Selon lui, les théories de la sexualité et de l'inconscient sont à la base de toute étude psychanalytique.

Dans sa genèse, la compréhension, l'entendement et l'applicabilité de la théorie de la psyché humaine sont observés dans cet univers : sa source déterminante, sa forme d'action et sa constitution. Les études sur le processus d'appropriation des connaissances et leur application dans le monde social sont étroitement liées aux hypothèses de la théorie psychanalytique.

La psychanalyse est donc une théorie qui a pour principe de comprendre que le comportement et les sentiments sont régis par des désirs inconscients, et que ce sont principalement les cas de névrose et de psychose qui sont traités par cette méthode thérapeutique idéalisée par S. Freud. En ce sens, les contenus inconscients des mots, des actions et des productions imaginaires d'un individu sont traités par l'analyse du psychanalyste, basée sur les associations libres et le transfert, la lentille psychanalytique. Il en ressort que, puisqu'il s'agit d'un champ d'investigation clinique et théorique de la **psyché** humaine, indépendant de la psychologie, il trouve son origine dans la médecine, théorie développée par ce psychanalyste.

La théorie de la psychanalyse contribue grandement à la compréhension de la constitution du sujet. Il n'est pas pertinent, après Freud, d'analyser l'enfance de manière restreinte, comme un pont marqué par le développement organique. Nous sommes des êtres touchés par le symbolique et à travers lui nous devenons des agents de notre histoire, parce que nous ne sommes pas créés biologiquement mais formés historiquement.

Michel Pêcheux (1938-1983) présente une théorie qui repose sur la conception matérialisée dans l'idéologie et sur la façon dont l'idéologie se manifeste. Le discours de Pêcheux est l'espace qui découle de la relation entre le langage et l'idéologie, comme un effet des sens. Ainsi, l'explication des mécanismes de détermination historique des processus de signification est l'objectif majeur de l'analyste du discours et c'est par l'analyse du fonctionnement discursif qu'il est atteint.

Il est important de souligner les influences d'Althusser et de Canguilhem dans les travaux de Pêcheux, car à partir des contributions théoriques de ces auteurs, une transformation a été proposée dans la pratique des sciences humaines et sociales, à travers une analyse sur la philosophie de la connaissance empirique et l'histoire de l'épistémologie.

La question qui implique le politique et le symbolique est vue comme un espace de confrontation, mais c'est à partir de cette idée de confrontation que l'on perçoit les questions, tout d'abord, à la Linguistique sur l'extériorité exclue et, dans cette orientation, interroge aussi les Sciences Sociales sur la transparence du langage, fondement de l'évidence à laquelle ces Sciences sont conçues.

Un système sujet à l'ambiguïté, c'est ainsi que Pêcheux considère la discursivité. La désautomatisation du langage est la nature fluide observée par l'autonomie instituée par les relations de métaphore (transfert). La littéralité n'est plus le support de liaison où les mots cherchent un sens. Le sens est toujours recherché dans l'autre, c'est-à-dire dans un *lieu* symbolique, fondé sur le mouvement parce qu'il est historique.

Pêcheux a son rhizome constitué par la Linguistique, le Marxisme et la Psychanalyse, mais il ne se conforme pas à leurs postulats et les interroge sur le langage, l'histoire et le sujet. Pour Lacan, le signifiant s'exprime par le désir. Ainsi, on peut percevoir une relation immédiate avec l'inconscient, immédiate mais constante. Nous sommes des êtres désireux, donc, nous sommes des signifiants ; le discours constitué lui-même.

Dans cette orientation, la théorie saussurienne définit le langage comme un système de signes, tandis que le langage pour Jacques Lacan est conceptualisé comme une structure qui existe avant l'entrée du sujet au moment de son développement mental. Le discours de St. Freud est discuté :

L'expression "parole" doit être comprise non seulement comme l'expression de la pensée en mots, mais aussi comme le langage des gestes et toutes les autres méthodes, telles que l'écriture, par lesquelles l'activité mentale peut être exprimée (FREUD, 1974, p. 211).

La primauté du signifiant (image acoustique) sur le sens (concept) est un précepte indispensable pour la compréhension des éléments de base de la Psychanalyse, concernant l'objet de cette science. Ce glissement théorique est crucial pour la conception d'un sujet dans le domaine du symbolique, c'est-à-dire la confirmation même de l'idée de l'inconscient structuré comme langage.

L'inconscient n'est pas une espèce définie dans la réalité psychique par le cercle de ce qui n'a pas l'attribut (ou la vertu) de la conscience" (LACAN, 1966, p. 830).

L'inconscient est constitué de matériaux refoulés.

"L'inconscient n'est pas de perdre la mémoire ; il n'est pas de se souvenir de ce que l'on sait (LACAN, 2001, p. 333).

Pour Lacan (1956), c'est dans les approches systémiques de la structure que le désir inconscient s'organise par le biais d'un langage traversant le symbolique. C'est dans ce domaine de la langue que le sujet se constitue dans la relation avec l'autre. Dans cette orientation, le symbolique est perçu comme une action de *décentralisation* introduite par la notion d'inconscient, de psychanalyse freudienne.

Les symboles enveloppent la vie de l'homme dans un filet si total qu'ils rassemblent, avant qu'il ne vienne au monde, ceux qui l'engendreront *"par les os et la chair"* ; qui apportent à sa naissance, avec les dons des étoiles, sinon avec les dons des fées, le dessein de son destin (LACAN, 1966, p. 279).

Pour Lacan (1972), les trois catégories conceptuelles : symbolique, imaginaire et réel renvoient au symbolique qui est l'espace qui contemple le langage. C'est dans cet interstice que le sujet et l'ordre public, que l'on appelle l'Autre, sont liés. Le sujet est circonscrit à l'instance du conscient et de l'inconscient. Ainsi, on peut affirmer que l'inconscient a sa manifestation dans le langage et celui-ci est représenté dans la clinique psychanalytique par la libre association, l'acte fautif, les chistes, les rêves et les symptômes.

Lacan (1998) décrit le langage comme symbolique, puisque c'est à travers lui que le système de représentations, basé sur des signifiants, détermine le sujet dans sa révélation.

C'est à travers ce système symbolique que le sujet se réfère à lui-même en utilisant le langage (ROUDINESCO ; PLON, 1998).

Dans l'acte notionnel du sujet, pour Lacan, le sujet cesse d'être, se transformant en sujet de l'inconscient. L'histoire a un rôle fondamental dans cet échange.

Le sujet lacanien se trouve à un carrefour où se croisent un travail sur la lettre et le signifiant et une position décentralisée du moi par rapport au processus de la parole. Ces deux axes (relativement) indépendants dessinent indirectement un lieu dont le registre de fonctionnement est désormais assuré par la définition canonique selon laquelle le signifiant représente le sujet à un autre.

PSYCHANALYSE ET THÉORIES : PRATIQUES ET IDÉOLOGIE OCCULTES

La proposition est de présenter une approche de Psychanalyse articulée aux théories linguistiques et aux nouveaux codes et technologies et médias sociaux, dans un modèle de convergence avec la connexion entre les sujets dans une société d'intégration et de haute dimension d'échange d'information, en mettant l'accent sur la compréhension/appréhension de multiples significations, selon la situation socio-économique, culturelle, historique et politique de la région.

Dans l'interrelation entre les connaissances psychanalytiques et la pratique éducative intégrée et participative dans cette société de collaboration et de convergence, il est nécessaire de présenter les concepts essentiels de Freud : l'inconscience, la pulsion, la sexualité, l'agressivité, les mécanismes de défense et les phases de développement de la personnalité, ainsi que leur actualisation aux sept autres écoles de psychanalyse.

Dans cette ligne directrice, la lecture de l'oeuvre de Freud par Lacan et revisitée par lui est indispensable à la compréhension sociale et culturelle de la psychanalyse, notamment en ce qui concerne la constitution du sujet par l'autre et par la parole, dans son objet de faute.

Winnicott (1975), pédiatre et psychanalyste, est né le 7 avril 1896 à Plymouth, en Grande-Bretagne, au sein d'une famille prospère. Il a développé un modèle de compréhension des petits enfants dans leur relation de dépendance à une "bonne maternité" pour la construction d'une identité culturelle, sociale et politique basée sur des vertus relevant de la morale, de l'éthique et de la citoyenneté.

Ainsi, les potentialités à développer chez les enfants sont reliées à ce moment symbolique qu'est l'influence maternelle (et entre-temps inclut l'influence paternelle) dans la construction de ce grand Autre avec une force de détermination idéologique d'interpellation et de croisement. Le sujet est remis en cause par cette idéologie et mis en relation avec l'histoire.

Les liens affectifs dans les différentes phases du développement de l'enfant et leurs conséquences respectives au cours de la vie de ce sujet des volontés et des désirs sont l'objet d'étude de Pichon-Rivière. Les relations sociales qui se construisent dans les différents microcosmes sociaux (école, église, partis, groupes, etc.) corroborent ou rejettent les concepts incorporés par les pratiques familiales.

C'est dans ces espaces multiformes de constitution identitaire, symbolique et imaginaire que s'échangent les véritables relations interpersonnelles. La pratique éducative dans la réalité sociale du sujet dans une société de convergence et de collaboration est créée, déconstruite et reconstruite à partir des processus dialectiques en mouvement constant.

Il s'agit d'une dynamique qui ne dispense d'aucune approche et qui s'articule avec les *actions psychopédagogiques et culturelles les* plus distinctes, ne se limitant pas aux théories et domaines déterministes, linéaires d'une pensée excluante et superficielle de base purement positiviste.

La méthode hypnotique avait été abandonnée dès l'apparition de la méthode de libre association. La découverte de la parole comme cathartique est capable de rappeler les expériences traumatisantes et a été la cause de l'abandon de l'hypnose et, aussi, en étant envahissante de la personnalité, ne serait pas indiquée à tous les patients.

Ainsi, l'hypnose deviendrait progressivement inefficace et il faudrait créer une méthode qui ne soit pas limitée à un public particulier et qui puisse être utilisée sans réserve. La méthode de la libre association est essentiellement la méthode de la parole, lorsque le patient parle de ce qu'il souhaite et de la manière dont il le souhaite. L'idée est que les contenus inconscients deviennent conscients grâce aux associations, par le biais des mots.

LES ÉTAPES DE LA RECHERCHE EN PSYCHOPATHOLOGIE PSYCHANALYTIQUE

Le tri dans le domaine psychopathologique est essentiel pour utiliser les éléments qui fonctionneraient comme des synthèses de données.

La première clé est composée de la psychopathologie descriptive, son objet étant la forme du symptôme, établissant la description des altérations psychiques. Le contenu de ces altérations est au centre de la psychopathologie dynamique, les expériences stressantes et leurs expressions. Ce sont les affections, les peurs, les désillusions des personnes dans leur spécificité, il n'est pas toujours possible de les décrire ou de les systématiser.

La deuxième clé est un pôle appelé psychopathologie médicale, reliant ainsi les études liées à l'affirmation du dysfonctionnement du cerveau. Cette orientation voit un dysfonctionnement, c'est-à-dire une mauvaise régulation dans l'organe ou le système. D'autre part, la psychopathologie existentielle voit la singularité, la spécificité et la manière unique d'analyser l'être et de comprendre les nuances particulières de l'être, dans la dimension élémentaire sur laquelle reposent les questions historiques d'un champ symbolique avec des significations et des résignations. On peut donc dire que l'être est la conjonction de toutes les expériences singulièrement élémentaires d'un sujet qui agit dans son histoire et intervient dynamiquement dans les formations et les transformations de sa réalité psychique.

Dans la troisième clé, l'opposition entre les objets d'analyse de la psychopathologie comportementale et psychanalytique met en évidence une considération de l'homme comme un ensemble de comportements observables et mesurables possibles à réguler. Cet aspect cognitif est éventuellement vérifié et modelable, étant d'ordre et de formation consciente.

La psychopathologie psychanalytique présente une détermination du sujet à travers les conflits et les désirs inconscients. Elle voit l'homme comme un être désirant toujours serré dans l'ordre du symbolique. C'est dans la psyché que les affections dominent et à partir des expressions des conflits, inhérentes fondamentalement au contenu traumatique de la vie infantile, émergent des symptômes somatologiques.

La quatrième clé est celle qui contient la psychopathologie opérationnelle-pragmatique qui est impliquée dans la fonction de servir de portée systématique pour la constitution du Manuel diagnostique et statistique des troubles mentaux - DSM 5 et autres manuels, CIM - Classification statistique internationale des maladies et des problèmes liés à la santé et CIF - Classification internationale de la fonctionnalité, du handicap et de la santé. En revanche, la psychopathologie fondamentale fait référence au fondement de chaque définition psychopathologique.

C'est le psychanalyste français Pierre Fédida qui propose une idée de la signification du symptôme comme passion et souffrance. C'est le *pathos* ! La relation intrinsèque de la légèreté insoutenable d'être impliqué dans un lien de passion et de passivité devant la motilité des relations humaines.

La clé numéro cinq est la psychopathologie dimensionnelle qui prédit l'évolution progressive des signes, symptômes et troubles. Un exemple de cette analyse serait le spectre autistique, qui analyse en tant que garde-pluie et les relations évolutives des signes et symptômes, avec des caractéristiques parfois comorbides.

Cette orientation est la mieux adaptée à un contexte clinique actualisé de travail clinique transdisciplinaire. La segmentation, la structuration et l'analyse des troubles mentaux de manière individualisée en tant qu'entité nosologique est la marque de la psychopathologie catégorielle. Ce type de psychopathologie nécessite une identification diagnostique unitaire et appartient à un domaine biologiquement délimité.

La sixième et dernière clé appartient à deux types distincts de psychopathologie : socioculturelle et biologique. La première analyse et traite le symptôme comme étant socialement et culturellement constitué, à la fois symbolique et historique. C'est dans la matrice culturelle que se fondent tous les éléments qui guideront ce qui est normal et ce qui est pathologique, ce qui serait alors socialement accepté par une certaine communauté.

L'accent est mis sur la neurophysiologie des troubles mentaux, c'est-à-dire les travaux de la psychopathologie biologique, c'est-à-dire les aspects cérébraux et neurochimiques. La base serait alors l'altération du fonctionnement neural et des mécanismes de constitution du cerveau.

Ainsi, l'évaluation, pour la sélection de la psychopathologie, quelle qu'en soit la nature, est liée au fait de réaliser une analyse dans une dimension spécifique, c'est-à-dire qu'elle peut faire appel au raisonnement logico-mathématique, à l'orientation verbale-linguistique, à la nature intrapersonnelle ou interpersonnelle, à la manifestation culturelle, au manifeste, aux relations de personnalité et aux composantes cognitives et à l'intelligence.

Cette analyse peut être de valeurs, avec une tangence quantitative et cutanée, étant par calculs et guidée par les mathématiques de manière objective se subventionnant de caractéristiques ou de comportement humains ou de nature psychique. Ce qui est confirmé, c'est que la concaténation se trouve dans le lien avec l'évaluation de l'objet de valeur avec la détermination donnée par celui qui évalue et rend son objectif d'analyste valable. Cet analyste systématise les connaissances liées aux étapes de l'évaluation, aux formes et aux lignes directrices de l'analyse, avec un champ d'application défini et une technique d'analyse quantitative ou qualitative.

Les procédures et méthodes analytiques, qu'elles soient comportementales ou objectives dans leur relation historico-constitutionnelle, sont circonscrites dans l'application des instruments et techniques analytiques. Ensuite, on peut dire qu'elles découlent de la nécessité de comprendre les phénomènes comportementaux humains et de la prédiction, de l'interprétation et de l'explication de ces phénomènes.

Il n'y a pas de dédain pour les connaissances empiriques, philosophiques et théologiques, mais c'est dans les connaissances observables, validées, reproductibles, qui sont scientifiques, que nous nous accrochons à toute sorte d'analyse dans le domaine de l'évaluation humaine, elle a lieu dans la science et la méthodologie.

Cette série de procédures et de méthodes d'analyse de l'objet de l'évaluation a dans la scientificité son caractère plus spécifique et plus efficace et c'est dans les sessions, dans les instruments et les techniques d'évaluation que les conditions des méthodes et des techniques d'applicabilité opérationnelle de l'instrument d'évaluation sont liées.

Il est toujours important de fonder l'évaluation sur une composante de contextualisation opérationnelle, car le contexte dans lequel l'évaluation est insérée est un terreau fertile d'affirmation et de garantie de fiabilité. La clinique fonctionne dans son affirmation de soi, l'erreur est de l'ordre de qui la pratique.

Les constructions psychanalytiques à étudier sont dérivées de cas d'études psychiques et de leurs approches respectives, psychanalytiques, comportementales, systémiques et autres. La connaissance et la reconnaissance de ces lignes permettent la probabilité d'articulation et de complémentarité, dans un service multiprofessionnel, car la psychanalyse est, ainsi, de constitution.

La base théorique se réfère à la connaissance précise et objective des phénomènes à évaluer, en étudiant de manière opérationnelle les composantes psychopathologiques des signes, symptômes, troubles et maladies, sachant que la connaissance des signes et symptômes permet un diagnostic psychopathologique de nature investigative.

C'est dans la référence du processus théorique, technique, méthodologique et instrumental/scientifique que doit se baser tout le processus d'évaluation, étant au moment de la collecte des données que sont traités les outils et techniques prévus pour l'évaluation.

Au terme du processus d'évaluation, les décisions et les stratégies sont mesurées et aboutissent à l'opérationnalisation des actions et des attitudes, ainsi qu'à la planification des interventions pendant le processus d'évaluation. C'est la base de la préparation du rapport qui sera rédigé, en fonction de la spécificité des éléments précédents : rapport multiprofessionnel, déclaration, attestation et avis, qui sont des types de rapports résultant de l'évaluation.

LA STRUCTURE QUATERNAIRE EN PSYCHOPATHOLOGIE PSYCHANALYTIQUE

Vous trouverez ci-dessous les étapes possibles pour l'élaboration d'une analyse en psychopathologie psychanalytique :

1. Libre association/processus de guérison
2. Processus de demande/obtention
3. Dimensionnement et redimensionnement du symptôme
4. Transfert et contre-transfert

Le dispositif de codage est capable de mesurer ces risques et la probabilité d'index et de référence du symptôme traité chez le sujet. L'évaluation de toute nature est liée au fait qu'une analyse est effectuée dans une dimension spécifique.

Ainsi, cette analyse peut être valorisée et interreliée, mais toujours subjective. La discussion sur le nouvel inconscient permet une organisation systématique des dispositifs cliniques de la psychanalyse.

La base des finalités de l'évaluation psychanalytique guide les objectifs globaux et spécifiques du travail d'évaluation psychopathologique et d'accompagnement humanisé d'un sujet constitué par l'histoire et touché par le symbolique, adaptant ainsi les caractéristiques des instruments et des techniques aux dispositifs cliniques des écoles de pensée et à leurs objets respectifs.

Quand on pense à la libre association comme méthode utilisée par S. Freud, pour faire parler l'analyse ce qui lui est venu à l'esprit, on revient aux débuts de Freud sur la substitution de l'hypnose comme ressource pour le traitement de l'hystérie, dans les premières études sur ce traité. La libre association des idées est la voie prometteuse vers l'accès à l'inconscient, comme on l'a appelé de manière *régia*.

Le dimensionnement et le redimensionnement du symptôme est une activité binaire, un exercice dans le *cadre* psychanalytique qui fait référence à l'analyste et à l'analyse. L'analyste dimensionne son symptôme au moyen des sens, par la manière dont il se passe d'une série d'événements au cœur de son existence. Il est en contact avec ses deuils et les dimensionne en fonction de sa propriété égoïque de représentation sociale.

Le redimensionnement est une tâche sommaire de l'analyste qui perçoit les biais et les condensations de son fantasme. Ce n'est pas une simple fabrication, c'est un rituel d'éléments, d'actes et de faits qui se rapportent de manière dynamique et déchiffrable, du point de vue de l'interprétation. Retour à la genèse de l'objet du recalcul. Procéder de manière légitime à l'appel du réel.

Le désir de l'analyste basé sur ses perceptions, comparaisons et sublimations se présente dans la demande offerte à l'analyste. Dans la demande, on retrouve ce qui est contenu dans sa requête libidinale à l'analyste. L'énergie déjà drainée et le produit des pertes se révèlent lors de l'analyse d'un sens cristallisé et bloqué dans le social.

Le transfert et le transfert de contrat sont articulés pour l'opérationnalisation de la demande dans le *cadre* psychanalytique. La possibilité de se réaliser sans l'intervention de la répression dans la clinique a lieu d'une manière élaborée par l'analyste et l'empathie qui résulte de l'engagement dans cette relation, l'engagement venant de l'analyste, qui est le contre-transfert produit l'effet de la procédure analytique. Les relations qui ont lieu dans la clinique psychanalytique entre l'analyste et l'analyste, dans le processus de transfert et de contre-transfert.

Le processus de guérison est la réponse au traitement psychanalytique, car nous sommes des sujets séparés, clivés et incomplets. Le processus de guérison est la compréhension de ce manque et leur engagement à présenter leurs expériences, à la nouveauté, aux situations tendues qui feront d'eux des patients en traitement psychique pendant toute leur existence névrotique.

L'ÉDUCATION ET LA PSYCHOMOTRICITÉ

Le TDAH (trouble du déficit de l'attention, avec hyperactivité, impulsivité et inattention) est caractérisé par un dysfonctionnement du cortex préfrontal et a pour symptômes l'impulsivité, les troubles de l'inattention, la perte de contrôle des émotions, la difficulté à planifier, à développer des stratégies et l'hyperactivité, avec hyperkinésie. Selon l'ARRUDA (2019), 912 000 enfants brésiliens âgés de 5 à 12 ans sont touchés par les symptômes du TDAH, soit environ 3,3 % de la population infantile, comme le présente l'IBGE. Les enfants atteints de TDAH ont sept fois plus de risques de souffrir d'accidents domestiques et neuf fois plus de risques d'être hospitalisés pour des ecchymoses et des fractures, et à l'âge adulte, il y a également un plus grand risque de difficulté à maintenir des relations personnelles et une plus grande possibilité de développer des idées suicidaires.

Bien qu'il existe des indications pour le traitement du TDAH à l'aide d'amphétamines et de stimulants (Arruda, 2019), il est important de souligner le rôle des composantes cognitives dans la "maturation" du frontal et la contribution significative des psychothérapies et de l'activité cognitivo-comportementale. Dans cette orientation, les activités physiques, c'est-à-dire le développement des activités motrices, jouent un rôle fondamental dans tous les aspects psychiques de ces enfants et adolescents en phase scolaire.

Le diagnostic doit tenir compte de différents critères, tant éducatifs, sociaux, familiaux que cliniques. Cet état clinique est très courant, il touche donc une partie importante de la population infantile, environ 5 %, et ces symptômes, s'ils ne sont pas traités, persisteront à l'âge adulte, se manifestant par de l'agitation, de l'impulsivité et de l'inattention.

Le Centre de recherche latino-américain pour l'étude du TDAH, a participé à ses recherches à l'Instituto D'Or de Pesquisa e Ensino, à Rio de Janeiro, avec la représentation du Dr Paulo Mattos.

Cette recherche a porté sur plus de 3 000 personnes, des patients atteints de TDAH et des personnes en bonne santé, âgées de 4 à 63 ans, qui ont subi une neuroimagerie structurelle par IRM. A posteriori, chaque région du cerveau a été évaluée. Ce protocole peut présenter une comparaison des structures cérébrales entre les personnes atteintes et celles qui ne le sont pas.

Le résultat de la recherche a été très important pour la preuve que les structures des patients atteints de TDAH comme l'hippocampe, le noyau accumbens et les amygdales sont plus petites, sachant ainsi qu'elles sont responsables de la motivation et de la régulation des émotions, ainsi que du système dit de récompense. Quand on sait que chez l'adulte ces changements sont moins importants, on a la preuve que ce trouble est lié au retard de maturation des régions du cerveau qui régulent les émotions et ont pour public principalement les enfants.

Il est important de souligner la différence entre le trouble déficitaire de l'attention, de type inattentif et de type hyperactif, et le type impulsif doit également recevoir des soins spécifiques et dirigés. L'acte de commettre des erreurs d'inattention, la difficulté à maintenir l'attention directive et opérationnelle, à suivre des instructions, à organiser des tâches et à oublier, est lié à l'inattention.

Le type hyperactif et combiné présente le comportement d'un mouvement continu, se déplaçant volontairement, courant ou grimpant, parlant excessivement. Les symptômes d'inattention sont le plus souvent perçus et mis en évidence chez les enfants de sexe féminin. Il est important de noter que la littérature actuelle n'admet plus de distinction épidémiologique visible entre garçons et filles lorsque le sujet est le TDAH.

Le TDAH est un trouble neurodéveloppemental dont la gravité est actuellement spécifiée, selon le Manuel diagnostique et statistique des troubles mentaux - DSM 5, de l'*Association psychiatrique américaine - APA* : 1. léger, avec peu de symptômes, voire aucun, au-delà de ceux nécessaires pour établir le diagnostic, critères remplis en six (6) mois. D'autres spécifications se réfèrent à la vie sociale, académique ou professionnelle du patient. 2. modéré, des symptômes ou des dommages fonctionnels entre "léger" et "grave" sont présents. 3. graves, de nombreux symptômes au-delà de ceux nécessaires pour établir le diagnostic sont présents, ou les symptômes peuvent entraîner une grave déficience.

Selon les données présentées par Sheftall *et al.* (2016), le TDAH est le trouble neurodéveloppemental le plus diagnostiqué lors de l'étude des cas de suicide chez les enfants de moins de 12 ans. Les recherches de cette nature soulignent la nécessité de discuter de l'importance des troubles qui se présentent chez les personnes dont les régions cérébrales ne sont pas encore biologiquement développées (hypothalamus et amygdale par opposition au cortex préfrontal). Les recherches menées par l'American Journal Pediatrics dans 17 États entre 2012 et 2013 ont permis de mieux comprendre la relation entre ce trouble et les décès par suicide.

L'échantillon était composé de 87 enfants âgés de 5 à 11 ans et de 606 préadolescents âgés de 12 à 14 ans. La procédure était comparative, un tiers de chaque groupe présentant un type de trouble mental. Dans le cas des enfants, avec un diagnostic de TDAH, d'hyperactivité ou d'impulsivité, représentant 1/3 et dans le cas des préadolescents, 2/3 avec des symptômes de dépression et de dysthymie.

L'auteur de l'étude, Arielle H. Le docteur Sheftall, du Nationwide Children's Hospital de Columbus, dans l'Ohio, a déclaré que dans le cas des suicides de pré-adolescents, il y avait un schéma général d'expériences stressantes (amis, famille, école et relations affectives et sociales), mais que les personnes souffrant d'une sorte de trouble mental étaient plus souvent diagnostiquées comme ayant un TDAH.

D'autres données importantes relatives à cette situation alarmante de suicide et de TDAH ont été présentées par le Centre national de ressources sur le TDAH (CHADD). BARBARESI (2013) a présenté les résultats de ses études sur le TDAH basées sur les dossiers cliniques de 5 718 adultes et a constaté que 8 % des 367 adultes atteints de TDAH dans l'enfance se sont suicidés, alors que seulement 1 % des 4 946 adultes sans TDAH l'ont fait (Chad.org).

BARKLEY (2008) a indiqué que les adultes ayant des antécédents de TDAH sont deux fois plus susceptibles d'envisager ou de tenter de se suicider à l'âge de 21 ans. Une étude de la National Comorbidity Replication Survey (NCS-R) a confirmé que sur 365 adultes atteints de TDAH actuel, 16 % avaient fait une tentative de suicide. Selon Agosti (2011), même si le facteur de prédiction de la tentative de suicide n'a pas été confirmé, le fait d'avoir un ou plusieurs troubles augmente le risque de 4 à 12 fois. (Chad.org).

HINSHAW (2012), après une étude prospective de 10 ans sur les filles atteintes de TDAH au début de l'âge adulte, a constaté que sur 93 filles atteintes de TDAH combiné, 22 % ont fait une tentative de suicide, contre 8 % pour le type inattentif et 6 % pour les 88 filles sans antécédents de TDAH. Ces chiffres sont en rapport avec l'idée fausse selon laquelle l'attention portée aux hommes est exclusive lorsqu'il s'agit d'identifier, de diagnostiquer, d'intervenir et de traiter le TDAH.

Les études relatives à l'éducation et à la psychomotricité ont extrapolé les difficultés éminemment cognitives de la classe en matière de lecture, d'écriture et de calcul. L'objet de la psychomotricité dans l'éducation est orienté à partir des processus d'enseignement et d'apprentissage humain (cognitif, émotionnel et moteur), avec une opérationnalisation des connaissances et un protagonisme dans les interventions sociales, participant ainsi activement à la construction de la société. La famille, qui est la cellule *mère de la* société, est la force motrice et le point d'appui de cette relation. C'est donc dans la relation indissociable entre cognitif, émotionnel et moteur que se fondent les études d'articulation entre éducation et psychomotricité.

L'école est le microcosme social qui propose l'exercice de régulation de l'organisation de la société. C'est de là que les normes et règles sociales émanent de ce qui est ou n'est pas permis, dès les premières années de la vie des enfants, et la psychopédagogie étudie donc ces schémas évolutifs de ce qui est commun, normal et pathologique.

C'est en réponse aux relations indissociables entre l'éducation, la culture et la société et à l'influence de l'environnement dans lequel nous vivons et nous nous développons que, fondamentalement, la psychomotricité comprend l'action humaine dans l'organisation sociale des enfants, des jeunes et des adultes ayant des difficultés d'interaction et d'apprentissage. L'action efficace extrapole des exercices et des activités motrices pour insérer le sujet, qui est constitué par l'histoire et touché par la symbolique, dans l'univers social, des relations psychosomatiques entre l'esprit, le corps et les relations sociales.

RÉFÉRENCES BIBLIOGRAPHIQUES

Association américaine de psychiatrie. *Manuel diagnostique et statistique des troubles mentaux - DSM-5*. 5e éd. Washington : American Psychiatric Association, 2013.

Junior BOTTURE, Wimer. Agressions silencieuses : la contagion de la communication/Wimer Bottura Júnior - 3e édition - São Paulo : République littéraire, 2009.

FOUCAULT, M. *Microfisica du pouvoir*. Rio de Janeiro : Graal, 1979.

______. *La naissance de la clinique*. Rio de Janeiro : Forense, 2001.

______. *Les monstres : cours au Collège de France*. São Paulo : Martins Fontes, 2001

FREUD, S. *Totem et tabou*. Rio de Janeiro : Imago, 1987. v.13.

______. *Le malaise dans la civilisation*. São Paulo : Imago, 1992. v.21

______. *Sur la psychopathologie de la vie quotidienne*. Rio de Janeiro : Imago, 1996. v.6.

______. La *méthode psychanalytique de Freud*. Rio de Janeiro : Imago, 1996. v.7.

______. *La dynamique du transfert*. Rio de Janeiro : Imago, 1996. v.12.

______. *Rappelez-vous, répétez et développez*. Rio de Janeiro : Imago, 1996. v.12.

______. *Notes sur le transfert d'amour*. Rio de Janeiro : Imago, 1996. v.12.

______. *A propos du narcissisme : une introduction*. Rio de Janeiro : Imago, 1996. v.14.

______. *Sur la transitorité*. Rio de Janeiro : Imago, 1996. v.14.

______. *Les instincts et leurs vicissitudes*. Rio de Janeiro : Imago, 1996. v.14.

______. Deuil *et mélancolie*. Rio de Janeiro : Imago, 1996. v.14.

______. *L'"étranger"*. Rio de Janeiro : Imago, 1996. v.17.

______. *Psychologie de groupe et analyse de l'ego*. Rio de Janeiro : Imago, 1996. v.18.

______. *L'ego et l'identité*. Rio de Janeiro : Imago, 1996. v.19.

______. *Névrose et psychose*. Rio de Janeiro : Imago, 1996. v.19.

______. *Inhibitions, symptômes et détresse*. Rio de Janeiro : Imago, 1996. v.20.

______. *L'humour*. Rio de Janeiro : Imago, 1996. v.21.

______. *Au-delà du principe de plaisir*. Rio de Janeiro : Imago, 1998.
LEAR, K. (2004). *Aidez-nous à apprendre : un programme de formation autogéré pour l'ABA*. (2ED). Toronto. Tiré de : http://www. autism. psychology-science. com. br/wp-content/uploads/2012/07/Autism-help us learn. pdf

MELO-SON, Julio de. Psychosomatics today/Julio de Mello-Filho [et al.]. - 2 - Ed. - Porto Alegre : Artmed, 2010.

Organisation mondiale de la santé-OMS. *Classification statistique internationale des maladies et des problèmes de santé. CID-I0*. 8. São Paulo : EDUSP, 2000. 119p.

SOUSA. C. Psychopathologie Psychoanalytique : étude de l'homme par la détermination de ses désirs et de ses conflits inconscients. New Academic Editions (*International Book Market Service Ltd., membre de l'OmniScriptum Publishing Group*), Maurice, 2020.

SILVA, Maria Cecília A. e. **Psychopédagogie** : à la recherche d'une base théorique. Rio de Janeiro : Nova Fronteira, 1998.

VISCA, Jorge. **Clinique psychopédagogique** : épistémologie convergente. São José dos Campos : Éditorial Pulso, 2010.

WEISS, M.L.L. **Surmonter les difficultés d'apprentissage à l'école**. Rio de Janeiro : Wak Editora, 2009.

WEISS, Maria L. **Psychopédagogie clinique** : une vue diagnostique des problèmes d'apprentissage. Rio de Janeiro : DP&A, 2006.

Développement des compétences motrices/puissance			
Contact visuel			
Point	Comportement	Réponse	En conséquence
1			
2			
3			
4			
5			
6			
7			
8			
9			
10			

Développement des compétences motrices/puissance			
Imitation			
Point	Comportement	Réponse	En conséquence
1			
2			
3			
4			
5			
6			
7			
8			
9			
10			

Développement des compétences motrices/puissance			
Langue réceptive			
Point	Comportement	Réponse	En conséquence
1			
2			
3			
4			
5			
6			
7			
8			
9			
10			

| Développement des compétences motrices/psychomotrices | | | |
| **Langage expressif** | | | |
Point	Comportement	Réponse	En conséquence
1			
2			
3			
4			
5			
6			
7			
8			
9			
10			

| Développement des compétences motrices/puissance | | | |
| **Communication alternative** | | | |
Point	Comportement	Réponse	En conséquence
1			
2			
3			
4			
5			
6			
7			
8			
9			
10			

| Développement des compétences motrices/puissance | | | |
| **Contrôle inhibiteur** | | | |
Point	Comportement	Réponse	En conséquence
1			
2			
3			
4			
5			
6			
7			
8			
9			
10			

| Développement des compétences motrices/puissance | | | |
| Attention partagée | | | |
Point	Comportement	Réponse	En conséquence
1			
2			
3			
4			
5			
6			
7			
8			
9			
10			

| Développement des compétences motrices/puissance | | | |
| Jouer à | | | |
Point	Comportement	Réponse	En conséquence
1			
2			
3			
4			
5			
6			
7			
8			
9			
10			

| Développement des compétences motrices/puissance | | | |
| Langage du visage | | | |
Point	Comportement	Réponse	En conséquence
1			
2			
3			
4			
5			
6			
7			
8			
9			
10			

Développement des compétences motrices/puissance			
Flexibilité			
Point	Comportement	Réponse	En conséquence
1			
2			
3			
4			
5			
6			
7			
8			
9			
10			

Développement des compétences motrices/puissance			
Autosoins			
Point	Comportement	Réponse	En conséquence
1			
2			
3			
4			
5			
6			
7			
8			
9			
10			

Développement des compétences motrices/puissance			
Réponse émotionnelle			
Point	Comportement	Réponse	En conséquence
1			
2			
3			
4			
5			
6			
7			
8			
9			
10			

Développement des compétences motrices/puissance			
S'habiller			
Point	Comportement	Réponse	En conséquence
1			
2			
3			
4			
5			
6			
7			
8			
9			
10			

Développement des compétences motrices/puissance			
Utilisation des salles de bains			
Point	Comportement	Réponse	En conséquence
1			
2			
3			
4			
5			
6			
7			
8			
9			
10			

<table>
<tr><td>Nom :</td><td></td></tr>
<tr><td>L'âge :</td><td>Date de naissance :</td></tr>
<tr><td colspan="2">Affiliation :</td></tr>
</table>

Historique :

1. Les objectifs à atteindre et la manière de les réaliser :

2. Tâches (Contenu) :

3. Matériaux en béton :

4. Ressources :

5. Considérations / Observations :

Compétences primaires			
	Contexte	En conséquence	Réponse/Contenu de la performance

Compétences personnelles (soins de base/Autonomie)			
	Contexte	En conséquence	Réponse/Contenu de la performance

Compétences de jeu (imitation et répétition)			
	Contexte	En conséquence	Réponse/Contenu de la performance

Compétences linguistiques expressives			
	Contexte	En conséquence	Réponse/Contenu de la performance

Compétences linguistiques réceptives			
	Contexte	En conséquence	Réponse/Contenu de la performance

Compétences sociales			
	Contexte	En conséquence	Réponse/Contenu de la performance

Compétences motrices			
	Contexte	En conséquence	Réponse/Contenu de la performance

Communication Augmentative			
	Contexte	En conséquence	Réponse/Contenu de la performance

PIZZA CURRICULAR

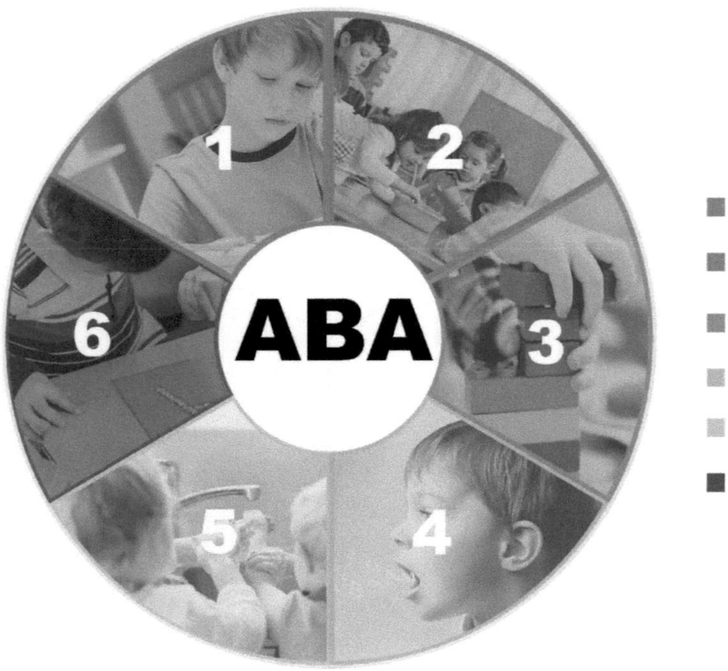

- Habilidades Acadêmicas
- Habilidades Sociais
- Habilidades de Brincar
- Linguagem Expressiva e Receptiva
- Habilidades de Cuidados Básicos
- Habilidades Motoras

ACTIVITÉS

Système sensoriel et intégration sensorielle

Les stéréotypes peuvent être remplacés par des comportements souhaitables et socialement acceptables. La déficience dans le traitement des informations sensorielles peut conduire à une hypo ou à une hypersensibilité, qui constitue le critère de diagnostic B4 - hyper ou hyporréactivité, avec des symptômes dus à des stimuli sensoriels ou à un intérêt inhabituel pour les aspects sensoriels ; indifférence apparente à la douleur/température, réaction contraire aux sons ou aux textures et fascination visuelle pour la lumière ou le mouvement. Le fait qu'il soit possible de gérer les techniques d'intégration sensorielle dans des environnements multi-modalités confère à cette application un caractère pratique et extrêmement fonctionnel. Les exemples de ce type de dommages peuvent être tactiles (textures, vêtements, chaussures, etc.), auditifs (sons, sons divers et effets sonores), visuels (images, lumières et effets lumineux), gustatifs (distinction des saveurs et régime d'évitement), olfactifs (distinction des odeurs et sensibilité plus ou moins grande à l'interprétation des odeurs).

Les activités ci-dessous permettent l'intégration sensorielle, par le biais du PSA/Curriculum, dans le développement des compétences académiques de jeu (HB), par l'enseignement incidentel ou NET. Basé sur le système sensoriel, présenté dans l'édition actualisée de l'Atlas du corps humain, décrivez les différentes réactions de notre corps lorsqu'il reçoit des stimuli de l'environnement.

1. **Des jeux d'assemblage, des legos et des puzzles :**

   Développe les compétences en utilisant la psychomotricité et le raisonnement logique de l'enfant.

2. **Jeux d'énigmes (utilisez des formulaires d'objets pour les identifier). Gardez les yeux fermés et marchez droit (assurez-vous que l'espace est prévu pour l'activité).**

3. Expérience de plusieurs textures différentes (gélatineuse, pointue, rugueuse, souple, etc.).

4. Mouvement de roue et de rotation et de l'avant vers l'arrière (activités qui permettent d'appliquer la latéralité, la spatialité, la gravité).

5. Boîte sensorielle, panneau sensoriel et tapis sensoriel (diverses activités présentant les différentes possibilités d'expériences sensorielles).

ACTIVITÉS CIBLÉES

1. Les critères psychodiagnostiques présents dans les troubles du neurodéveloppement (299.00/F84.0) avec des déficits qui persistent dans divers contextes sont liés :

a) Communication et interaction sociales, avec dommages moteurs.

b) Fixation, apraxie et désintégration des compétences de l'enfance.

c) Des compromis intellectuels à tous les degrés et des tics moteurs.

d) Catatonie, compulsion et altération du sens de la perception.

2. Sur les critères de diagnostic des troubles du spectre autistique, marquez l'alternative correspondante :

RÉCIPROCITÉ SOCIOEMOTIONNEL	COMPORTEMENT COMMUNICATIF	COMPRÉHENSION DES RELATIONS
Approche sociale anormale	Dommages à la communication non verbale	Déficit d'adaptation aux contextes sociaux
Réponses sociales endommagées	Variation du déficit de communication verbale et non verbale mal intégrée à l'anomalie	Dommage que l'on partage des blagues imaginaires
Partage réduit des intérêts, des émotions ou de l'affection	Déficit dans la compréhension des gestes et des expressions du visage	Le désintérêt pour les pairs et l'enturnement
Critères de diagnostic	Critères de diagnostic	Critères de diagnostic

Source : Association brésilienne de médecine

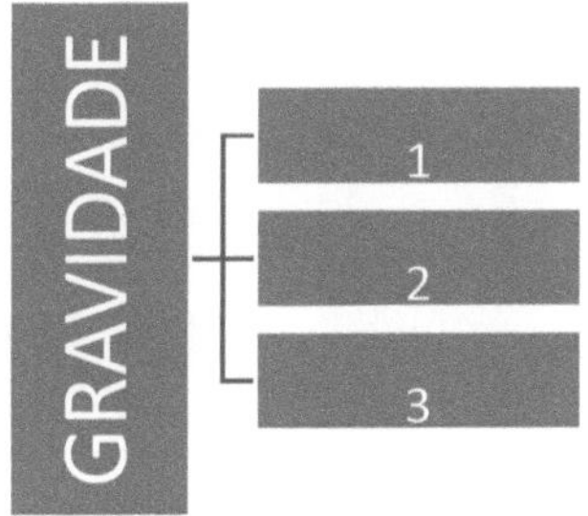

Source : Association brésilienne de médecine

a) Critères A

b) Critères B

c) Critères C

d) Critères D

3. Sur les critères de diagnostic des troubles du spectre autistique, marquez l'alternative correspondante :

MOUVEMENTS MOTEURS	INSISTANCE EN MESSIE	INTÉRÊTS FIXE	HIPER OU L'HYPORRÉACTIVITÉ
Utilisation inappropriée d'objets	Un respect constant des routines	Intérêts restreints	Stimulations sensorielles ou intérêt inhabituel pour les aspects sensoriels
Discours stéréotypés ou répétitifs, écholalie et phrases idiosyncrasiques	Des modèles de comportement verbal ritualisés	Anormalité, intensité et concentration	Indifférence apparente à la douleur/température, réaction contraire aux sons ou aux textures
Stéréotype du moteur simple, alignant les jouets ou faisant tourner les objets	Des normes de pensée strictes et la consommation quotidienne de la même nourriture	Attachement à des objets inhabituels, à des intérêts circonscrits ou persévérants	Fascination visuelle par la lumière ou le mouvement
Critères de diagnostic	Critères de diagnostic	Critères diagnostics	Critères diagnostics

Source : Association brésilienne de médecine

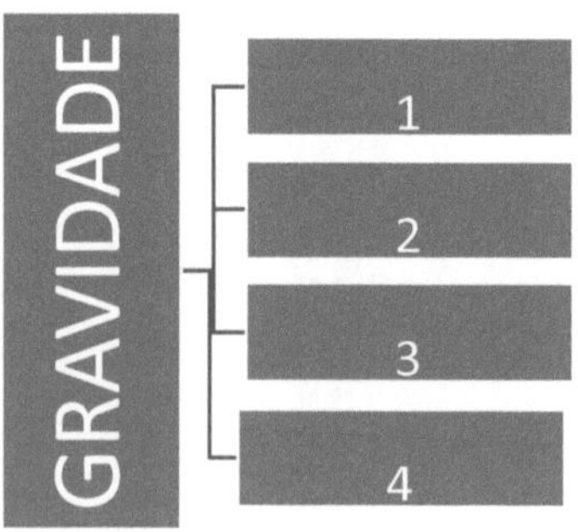

Source : Association brésilienne de médecine

a) Critères A

b) Critères B

c) Critères C

d) Critères D

4. Sur les critères de diagnostic des troubles du spectre autistique, marquez l'alternative correspondante :

Dommages cliniquement significatifs au fonctionnement social et professionnel.
Critères de diagnostic

a) Critères A

b) Critères B

c) Critères C

d) Critères D

5. Sur les critères de diagnostic des troubles du spectre autistique, marquez l'alternative correspondante :

Précisez : avec ou sans déficience intellectuelle concomitante, avec ou sans déficience linguistique concomitante, avec catatonie.
Critères de diagnostic

a) Critères A

b) Critères C

c) Critères D

d) Critères E

6. L'analyse comportementale appliquée est un domaine de connaissance qui s'étend à l'analyse, l'explication et l'association avec l'environnement, _________________et l'apprentissage, et parce qu'elle se rapporte à la vie quotidienne et applique des procédures pour séquencer la vie quotidienne de l'apprenant a été bien acceptée et suggérée pour le suivi des enfants atteints de troubles du spectre

autistique, en référence à son spectre, mais avec un potentiel de résultats significatifs dans les CIM F.84.0 et F.84.1 (enfant et atypique).

L'expression qui comble le vide dans le texte ci-dessus est :

a) Comportement humain
b) Comportement moteur
c) Comportement verbal
d) Comportement social

7. **En centralisant son analyse sur le comportement, il est possible d'élaborer un plan d'action séquentiel (PSA), visant à agir sur le comportement à partir de la formule behavioriste (^{SD} - R# - R/Renforcement +/-). Le R# est équivalent :**

a) Les différentes fonctions en réponse à un stimulus discriminatoire.
b) Aux commandes initiales de développement des compétences (^{SD}).
c) Aux conseils de réponses (modélisation, gestuelle, physique et verbale partielle et totale).
d) Aux opérateurs verbaux du programme NET.

8. **La méthode ABA/TEA en tant que proposition d'intervention, principalement auprès des enfants présentant des signes et des symptômes de troubles du spectre autistique, a pour principale contribution l'élaboration d'un programme d'études qui répond aux besoins spécifiques de la vie sociale de l'enfant et c'est dans ce segment que s'insère l'ABA/TEA :**

a) PSA
b) PEI
c) ITP
d) PDI

9. **Dans le programme d'études à suivre, il y a une séquence de sélection, cette séquence étant développée par les compétences :**

a) Langage, social, personnel (soins de base), jeu et motricité.

b) Individus, universitaires, planification et jeu.

c) Psychomotricité, attitudinale, procédurale et conceptuelle.

d) Relationnel, motricité, intellectuel et émotionnel.

10. **Dans une évaluation de la capacité réceptive et expressive du langage, il est important d'évaluer les aspects intrinsèques de chaque instance de réception ou d'expression, même s'il existe une hypothèse entre elles. Marquez l'alternative qui présente une hiérarchie dans les stimuli du langage réceptif :**

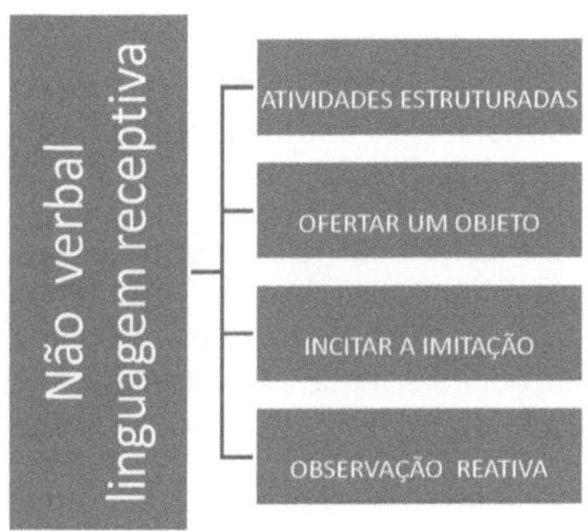

Source : Association brésilienne de médecine

a) Activités structurées, offrant un objet, encourageant l'imitation et l'observation réactive.

b) Encourager l'imitation, l'observation réactive, les activités structurées et l'offre d'un objet.

c) Offrir un objet, encourager l'imitation, l'observation réactive et les activités structurées.

d) Observation réactive, encouragement à l'imitation, activités structurées et offre d'un objet.

Législation de protection et droits des TEA

LOI N° 12.764, DU 27 DÉCEMBRE 2012.

> Établit la politique nationale pour la protection des droits des personnes atteintes de troubles du spectre autistique ; et modifie le § 3 de l'article 98 de la loi nº 8.112, du 11 décembre 1990.

Le PRÉSIDENT DE LA RÉPUBLIQUE Par la présente, je vous annonce que le Congrès national décrète et je sanctionne la loi suivante :

Art. 1 La présente loi établit la politique nationale de protection des droits de la personne atteinte de troubles du spectre autistique et définit les lignes directrices pour sa réalisation.

§ Alinéa 1 Aux fins de la présente loi, une personne atteinte de troubles du spectre autistique est considérée comme présentant un syndrome clinique caractérisé par les incisions I ou II suivantes :

I - un handicap persistant et cliniquement significatif en matière de communication et d'interaction sociale, se manifestant par une déficience marquée de la communication verbale et non verbale utilisée pour l'interaction sociale ; l'absence de réciprocité sociale ; l'incapacité à développer et à maintenir des relations appropriées à leur niveau de développement ;

II - les schémas restrictifs et répétitifs de comportements, d'intérêts et d'activités, se manifestant par des comportements moteurs ou verbaux stéréotypés ou par des comportements sensoriels inhabituels ; l'adhésion excessive à des routines ritualisées et à des schémas de comportement ; les intérêts restreints et fixes.

§ 2 La personne atteinte de troubles du spectre autistique est considérée comme une personne handicapée à toutes fins juridiques.

§ 3º Les établissements publics et privés visés par la loi nº 10.048, du 8 novembre 2000, peuvent utiliser le ruban puzzle, symbole mondial de sensibilisation aux troubles du spectre autistique, pour identifier la priorité due aux personnes atteintes de troubles du spectre autistique. (Inclus par la loi nº 13.977, de 2020)

Art. 2 - Lignes directrices de la politique nationale de protection des droits des personnes atteintes de troubles du spectre autistique :

I - l'intersectorialité dans l'élaboration des actions et des politiques et dans la prise en charge de la personne atteinte de troubles du spectre autistique ;

II - la participation de la communauté à la formulation des politiques publiques destinées aux personnes atteintes de troubles du spectre autistique et le contrôle social de leur mise en œuvre, de leur suivi et de leur évaluation ;

III - une attention totale aux besoins de santé de la personne atteinte de troubles du spectre autistique, visant un diagnostic précoce, des soins multiprofessionnels et l'accès aux médicaments et aux nutriments ;

IV - (VETADO) ;

V - le stimulus à l'insertion de la personne atteinte de troubles du spectre autistique sur le marché du travail, en observant les particularités du handicap et les dispositions de la loi n° 8069 du 13 juillet 1990 (Statut de l'enfant et de l'adolescent) ;

VI - la responsabilité de l'autorité publique en matière d'information du public concernant le trouble et ses implications ;

VII - encourager la formation et le perfectionnement des professionnels spécialisés dans la prise en charge des personnes atteintes de troubles du spectre autistique, ainsi que des parents et des tuteurs ;

VIII - la stimulation de la recherche scientifique, avec une priorité pour les études épidémiologiques visant à dimensionner l'ampleur et les caractéristiques du problème lié aux troubles du spectre autistique dans le pays.

Paragraphe unique. Afin de se conformer aux lignes directrices énoncées dans le présent article, les autorités publiques peuvent conclure un contrat ou un accord de droit public avec des personnes morales de droit privé.

L'article 3 concerne les droits de la personne atteinte de troubles du spectre autistique :

I - une vie digne, l'intégrité physique et morale, le libre développement de la personnalité, la sécurité et les loisirs ;

II - la protection contre toute forme d'abus et d'exploitation ;

III - l'accès aux actions et services de santé, en vue d'une attention intégrale à vos besoins de santé, y compris :

a) un diagnostic précoce, même s'il n'est pas définitif ;

b) une assistance multiprofessionnelle ;

c) une alimentation adéquate et une thérapie nutritionnelle ;

d) les médicaments ;

e) des informations pour aider au diagnostic et au traitement ;

IV - accès :

a) l'éducation et la formation professionnelle ;

b) le logement, y compris la résidence protégée ;

c) le marché du travail ;

d) la sécurité sociale et l'assistance sociale.

Paragraphe unique. En cas de nécessité avérée, la personne atteinte de troubles du spectre autistique inscrite dans les classes communes de l'enseignement ordinaire, aux termes de l'article 2, point IV, a droit à une escorte spécialisée.

Art. 3-A. La carte d'identification de la personne atteinte de troubles du spectre autistique (Ciptea) est créée afin de garantir une attention intégrale, un service rapide et une priorité dans la fréquentation et l'accès aux services publics et privés, notamment dans les domaines de la santé, de l'éducation et de l'assistance sociale. (Inclus par la loi n° 13.977, de 2020)

§ 1 La Ciptea sera délivrée par les organes responsables de l'exécution de la politique nationale de protection des droits des personnes atteintes de troubles du spectre autistique des États, du district fédéral et des municipalités, sur demande, accompagnée d'un rapport médical, avec indication du code de la classification statistique internationale des maladies et des problèmes liés à la santé (CID), et doit contenir au moins les informations suivantes : (Inclus par la loi n° 13.977, de 2020)

I - nom, prénom, affiliation, lieu et date de naissance, numéro de la carte d'identité civile, numéro d'inscription au registre des contribuables individuels (CPF), groupe sanguin, adresse résidentielle complète et numéro de téléphone de la personne identifiée ; (inclus par la loi n° 13.977 de 2020)

II - photographie au format 3 (trois) centimètres (cm) x 4 (quatre) centimètres (cm) et signature ou empreinte digitale de l'identifié ; (Inclus par la loi n° 13.977, 2020)

III - nom et prénom, document d'identification, adresse de résidence, téléphone et courriel du tuteur légal ou de la personne qui s'occupe de l'enfant ; (inclus par la loi n° 13.977, de 2020)

IV - identification de l'unité de la Fédération et de l'organisme d'envoi et signature de l'agent responsable. (Inclus par la loi n° 13.977, de 2020)

§ Alinéa 2 Dans les cas où la personne atteinte de troubles du spectre autistique est un immigrant titulaire d'un visa ou d'un permis de séjour temporaire, un frontalier ou un demandeur d'asile, la carte d'identité d'étranger (CIE), la carte nationale du registre des migrations (CRNM) ou le document provisoire du registre national des migrations (DPRNM), valable sur tout le territoire national, doit être présentée. (Inclus par la loi n° 13.977, de 2020)

§ 3º La Ciptea sera valable pendant 5 (cinq) ans, et les données cadastrales de la personne identifiée devront être mises à jour, et elle devra être revalidée avec le même numéro, afin de permettre le comptage des personnes atteintes de troubles du spectre autistique sur tout le territoire national. (Inclus par la loi n° 13.977, de 2020)

§ 4 Jusqu'à la mise en œuvre des dispositions du **caput du** présent article, les organismes chargés de l'application de la politique nationale de protection des droits de la personne atteinte de troubles du spectre autistique collaborent avec les responsables respectifs de la délivrance des documents d'identification, afin que les informations nécessaires sur les troubles du spectre autistique soient inscrites au registre général (RG) ou, si la personne est étrangère, sur la carte nationale du registre des migrations (CRNM) ou la carte d'identité d'étranger (CIE), valable sur tout le territoire national.   <u>(Inclus par la loi n° 13.977, de 2020)</u>

Art. 4 La personne atteinte de troubles du spectre autistique ne doit pas être soumise à des traitements inhumains ou dégradants, ne doit pas être privée de sa liberté ou de la vie de famille, ni subir de discrimination fondée sur un handicap.

Paragraphe unique. En cas de nécessité d'internement médical dans des unités spécialisées, on observera ce qui est prévu à l'<u>article 4 de la loi n° 10.216, du 6 avril 2001.</u>

Art. 5 La personne souffrant de troubles du spectre autistique ne sera pas empêchée de participer à des plans de soins de santé privés en raison de son état de personne handicapée, comme le prévoit l'<u>article 14 de la loi n° 9.656 du 3 juin 1998.</u>

Art. 6 (VETADO).

Art. 7 Le directeur de l'école, ou l'autorité compétente, qui refuse d'inscrire un élève atteint de troubles du spectre autistique, ou de tout autre type de handicap, est puni d'une amende de 3 (trois) à 20 (vingt) salaires minimums.

§ Paragraphe 1 En cas de récidive, vérifiée par un processus administratif, assurant la défense contradictoire et large, il y aura perte de la position.

§ 2 (VETADO).

Article 8 La présente loi entre en vigueur à la date de sa publication.

Brasília, 27 décembre 2012 ; 191e de l'indépendance et 124e de la République.

DILMA ROUSSEFF
José Henrique Paim FernandesMiriam Belchior

> Réglemente la loi n° 12.764, du 27 décembre 2012, qui établit la politique nationale pour la protection des droits des personnes atteintes de troubles du spectre autistique.

LA PRÉSIDENTE DE LA RÉPUBLIQUE, dans l'usage de l'attribution qui lui est conférée par l'article 84, **caput,** point IV, de la Constitution, et compte tenu des dispositions de la loi n° 12.764, du 27 décembre 2012,

DIMINUTION :

Art. 1 La personne atteinte de troubles du spectre autistique est considérée comme une personne handicapée à toutes fins juridiques.

Paragraphe unique. Les droits et obligations découlant de la Convention internationale relative aux droits des personnes handicapées et de son protocole facultatif, promulgués par le décret n° 6.949 du 25 août 2009, ainsi que la législation pertinente pour les personnes handicapées, s'appliquent aux personnes atteintes de troubles du spectre autistique.

Art. 2 Le droit à la santé dans le cadre du système de santé unifié - SUS est garanti à la personne souffrant de troubles du spectre autistique, dans le respect de ses spécificités.

§ 1 Le ministère de la santé est responsable :

I - promouvoir la qualification et l'articulation des actions et des services du réseau de soins de santé pour des soins de santé adéquats pour les personnes atteintes de troubles du spectre autistique, afin d'assurer :

a) les soins intégraux dans le domaine des soins de base, spécialisés et hospitaliers ;

b) l'expansion et le renforcement des services de soins bucco-dentaires pour les personnes autistes dans le cadre des soins de base, spécialisés et hospitaliers ; et

c) la qualification et le renforcement du réseau de soins psychosociaux et du réseau de soins de santé de la personne handicapée dans la prise en charge des personnes atteintes de troubles du spectre autistique, ce qui implique un diagnostic différentiel, une stimulation précoce, une habilitation, une réadaptation et d'autres procédures définies par le projet thérapeutique singulier ;

II - assurer la disponibilité des médicaments incorporés dans le SUS nécessaires au traitement des personnes atteintes de troubles du spectre autistique ;

III - soutenir et promouvoir les processus de formation permanente et de qualification technique des professionnels du réseau de soins de santé en ce qui concerne la prise en charge des personnes atteintes de troubles du spectre autistique ;

IV - soutenir la recherche visant à améliorer les soins de santé et la qualité de vie des personnes atteintes de troubles du spectre autistique

V - adopter des directives cliniques et thérapeutiques avec des lignes directrices concernant les soins de santé des personnes atteintes de troubles du spectre autistique, en observant leurs spécificités en matière d'accessibilité, de communication et de soins.

§ 2º Les soins de santé pour la personne souffrant de troubles du spectre autistique seront basés sur la Classification internationale du fonctionnement, du handicap et de la santé - CIF et la Classification internationale des maladies - CIM-10.

Art. 3 La protection sociale est garantie à la personne atteinte de troubles du spectre autistique en situation de vulnérabilité ou de risque social ou personnel, aux termes de la loi n° 8.742 du 7 décembre 1993.

Art. 4 Il est du devoir de l'État, de la famille, de la communauté scolaire et de la société de garantir le droit à l'éducation de la personne atteinte de troubles du spectre autistique, dans un système éducatif inclusif, en assurant la transversalité de l'éducation spéciale depuis l'éducation de la petite enfance jusqu'à l'enseignement supérieur.

§ 1 Le droit visé dans le **caput** doit être assuré dans les politiques éducatives, sans discrimination et sur la base de l'égalité des chances, conformément aux préceptes de la Convention internationale relative aux droits des personnes handicapées.

§ 2 Si la nécessité d'un soutien à la communication, à l'interaction sociale, à la locomotion, à l'alimentation et aux activités de soins personnels est prouvée, l'établissement d'enseignement dans lequel la personne souffrant de troubles du spectre autistique ou d'un autre handicap est inscrite doit fournir une escorte spécialisée dans le contexte scolaire, aux termes du seul paragraphe de l'article 3 de la loi n° 12.764, de 2012.

Article 5 Dès qu'il a connaissance du refus d'inscription, l'organe compétent entend le directeur de l'école et décide de l'imposition de l'amende visée au plafond de l'article 7 de la loi n° 12.764 de 2012.

§ 1er Le ministère de l'éducation est chargé d'infliger l'amende prévue au **caput, dans le cadre des** établissements d'enseignement qui lui sont liés et des établissements privés d'enseignement supérieur, en respectant la procédure prévue par la loi n° 9784 du 29 janvier 1999.

§ Paragraphe 2 Le ministère de l'Éducation informe le procureur général et le Conseil national pour les droits des personnes handicapées - Conade de la procédure administrative d'imposition de l'amende.

§ Alinéa 3 Le montant de l'amende est calculé en fonction du nombre d'enregistrements refusés par le gestionnaire, des justifications présentées et de la récidive.

Art. 6 Toute partie intéressée peut dénoncer le refus d'inscription des étudiants handicapés auprès de l'organe administratif compétent.

Art. 7 L'organisme public fédéral qui prend connaissance du refus d'inscrire des personnes handicapées dans des établissements d'enseignement liés aux systèmes éducatifs des États, des districts ou des municipalités communique ce refus aux organismes compétents des systèmes éducatifs respectifs et au ministère public.

Art. 8 Le Bureau des droits de l'homme de la Présidence de la République, en collaboration avec la Conad, encouragera des campagnes de sensibilisation aux droits des personnes atteintes de troubles du spectre autistique et de leurs familles.

Article 9 Le présent décret entre en vigueur à la date de sa publication.

Brasília, 2 décembre 2014 ; 193e de l'indépendance et 126e de la République.

DILMA ROUSSEFF
José Henrique Paim FernandesArthur
ChiorIdeli
Salvatti

Documents photographiques

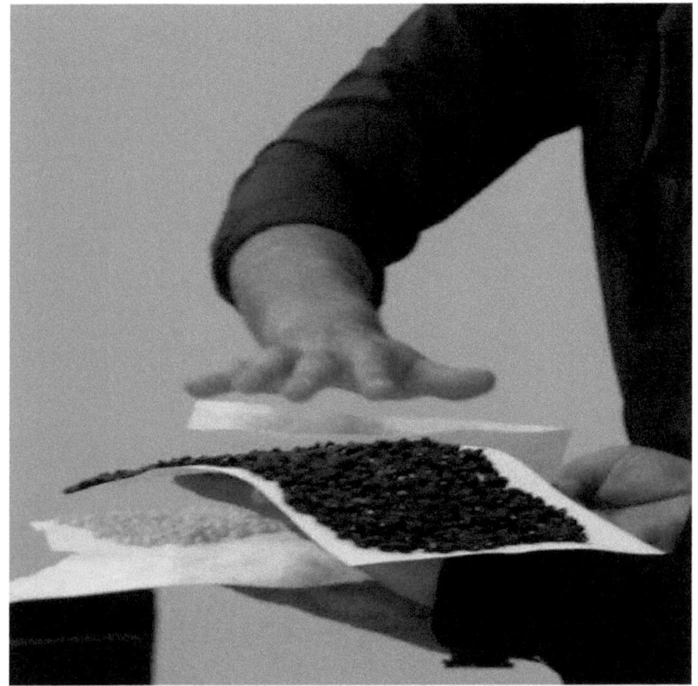

Fig.1 - Evaluation des stimuli sensoriels : désensibilisation

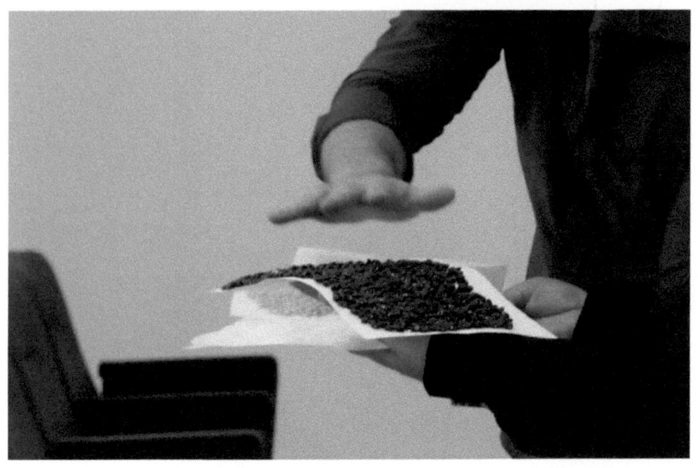

Fig. 2 - Evaluation des stimuli sensoriels : désensibilisation

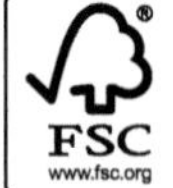

Printed by Books on Demand GmbH, Norderstedt / Germany